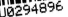

癫痫儿童
居家护理备要

主审　王玉平

顾问　韩斌如　邬燕平

编著　霍光研

参编　（以姓氏汉语拼音为序）

韩　建　霍光研　康　艳　刘慧蕊

刘　瑾　卢　光　李　欣　戚小红

王玉平　王　聪　王　军　战　艳

张礼萍　张晓雪　赵　绚

人民卫生出版社

图书在版编目（CIP）数据

癫痫儿童居家护理备要 /霍光研编著 . —北京：人民卫生出版社，2017

ISBN 978-7-117-24927-0

Ⅰ.①癫… Ⅱ.①霍… Ⅲ.①小儿疾病 – 癫痫 – 护理
Ⅳ.①R473.74

中国版本图书馆 CIP 数据核字（2017）第 188814 号

人卫智网	**www.ipmph.com**	医学教育、学术、考试、健康，购书智慧智能综合服务平台
人卫官网	**www.pmph.com**	人卫官方资讯发布平台

癫痫儿童居家护理备要

编　　著：霍光研
出版发行：人民卫生出版社（中继线 010-59780011）
地　　址：北京市朝阳区潘家园南里 19 号
邮　　编：100021
E - mail：pmph @ pmph.com
购书热线：010-59787592　010-59787584　010-65264830
印　　刷：北京铭成印刷有限公司
经　　销：新华书店
开　　本：850×1168　1/32　印张：5
字　　数：81 千字
版　　次：2017 年 8 月第 1 版　2019 年 3 月第 1 版第 2 次印刷
标准书号：ISBN 978-7-117-24927-0/R·24928
定　　价：28.00元

打击盗版举报电话：010-59787491　E-mail：WQ @ pmph.com
（凡属印装质量问题请与本社市场营销中心联系退换）

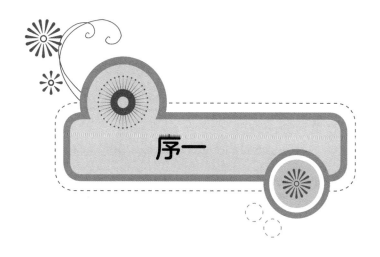

序一

　　癫痫是一种儿童时期常见的神经系统疾患,儿童癫痫的发病率较成人高,发作形式多样。目前,国内外对于癫痫的治疗主要以药物治疗为主。经过正规的抗癫痫药物治疗,约 70% 患者的发作是可以得到控制的,其中 50%~60% 的患者经过 2~5 年的正规药物治疗是可以痊愈的。癫痫是脑部神经细胞放电异常导致的疾病,发作过程中会对患者脑组织结构和功能造成或多或少的影响,常常伴有智力损害及行为问题,其中某些神经损害是不可逆的,从而导致癫痫发作难以控制。部分患者即使接受了正规且系统的药物治疗,其癫痫发作仍不能完全控制,从而成为药物难治性患者。个别病情严重的患者,在发作没能得到及时且有效救助时,可能会导致意外死亡。在癫痫发作时,患者会出现意识丧失,因而出现车祸、跌伤等情况发生。癫痫患者长期反复发作,如果得不到有效控制会产生严重的生理及心理障碍,如常封闭自己,因此,日常生活中需受多方面的照顾。

癫痫诊疗是一个漫长的过程,其间需要家庭支持及患者自我管理来延续治疗取得的功效。为了更好地应对疾病及照顾癫痫患者,患者本人及其家属需要一些有关癫痫的专业知识及居家护理或照顾的相关常识,由此,加深对癫痫疾病的认识,改变态度,增强慢病的管理能力及对患者的照护能力。

然而,目前尚缺少系统介绍癫痫护理知识的书籍,《癫痫儿童居家护理备要》一书是我院本科室医护人员结合自己的工作经验与体会撰写而成的。本书围绕癫痫患儿及家长确感困惑且最关心的问题进行解答,供患儿及家属以及医护人员参考。希望藉此来延伸住院护理服务,为癫痫患儿及家长提供居家安全护理的指导。

癫痫患者在确诊后,可能就同时得知自己的发作类型,不同类型发作患者的护理差异巨大。《癫痫儿童居家护理备要》一书涵盖了各种癫痫发作形式的介绍,以及需要做的安全防范、相应的各种治疗方法及治疗后的护理内容、用药的相关知识、孩子智力发育、家庭环境建设等内容,此外还包括患儿和家长如何去面对疾病的建议。这是一本集专业性、实用性及指导性为一体的癫痫护理的书籍，将给患儿、家长乃至医护人员提供极大的帮助。

王玉平

2017 年 2 月 15 日

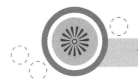

专家简介

王玉平，男，主任医师，教授、博士研究生导师，宣武医院神经内科主任，儿科副主任，北京市癫痫诊疗中心主任，神经调控治疗北京市重点实验室主任。承担科研课题 40 余项，其中国家自然科学基金 4 项，北京自然科学基金 4 项，北京市科委项目 6 项，863 课题 1 项。利用事件相关电位研究了大脑冲突处理系统的本质及其活动过程，在国际上首先发现了能反映大脑冲突处理系统活动的大脑冲突电位 N270，为利用事件相关电位研究脑机能提供了一个新的手段，在该领域发表了大量 SCI 收录的论文，使我国在这一领域的研究处于国际领先水平。

在王玉平教授的带领下，组建了一支具有丰富经验的从事临床及神经电生理工作的医疗队伍,在癫痫的临床诊断以及难治性癫痫的术前评估方面做了大量的工作,专门收治难治性癫痫、癫痫持续状态和频繁癫痫发作的患者,为需要手术的患者进行癫痫灶的精确定位和术前评估。每年诊断治疗各类癫痫患者上千例,每年为数百例患者进行了癫痫灶定位和术前评估,并取得了良好的治疗效果。

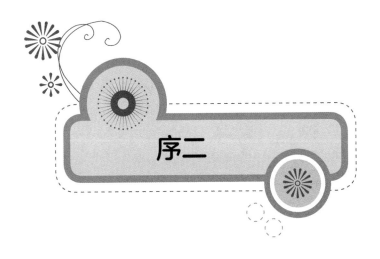

序二

　　癫痫是小儿神经系统的常见病。全世界范围内约有 1% 的儿童在智力、运动等方面受到不同程度的影响,据统计全球活动性癫痫患儿已超过 1000 万。随着生活水平的不断提高,小儿癫痫病的发病率逐年攀升,从 10 年前的 0.3%~0.5% 增至目前的 0.7%~0.9%,已成为小儿神经内科的主要疾病。因其在儿童中发病率高,患病后对儿童的生长发育具有较大影响,对患儿家庭也带来很大困扰和压力,受到高度重视。

　　大量研究和实践表明,癫痫因其病程长及反复性,患儿在回家中康复的时间大于住院时间,常需患者自我护理及家庭支持来延续院内医疗护理的效果,保证治疗的疗效。因此,非常有必要对患儿及其父母普及癫痫的居家护理相关知识，改善他们对疾病的认识和态度，增强家长的疾病管理能力及对患儿的照护能力。然而我国癫痫患儿或家长对癫痫的认识及相关护理事项尚不清晰，应对疾病能力较为有限。《癫痫儿童居家护理备要》一书正是基于以上考虑，根据患儿家长的实际需求编写，让家长成为孩子的医疗专家，力争满足患儿及家属对于癫痫及相关护理知识的需求，促进患儿的康复，保证其安全。

《癫痫儿童居家护理备要》凝聚了一批资深医护人员丰富的临床实践经验，同时也是此类经验的高度总结。本书内容科学系统，涵盖范围广，包括疾病的基本概念、治疗方案、用药安全等，还切实从居家角度详细描述了患儿居家安全的护理方案及关注重点。另一方面，本书叙述通俗生动，配以图片等形式更能引起患者及家长的兴趣，非常实用。相信无论是患儿自己还是家长，都可以通过《癫痫儿童居家护理备要》获得想要的知识，从中获益。

韩斌如

2016 年 8 月

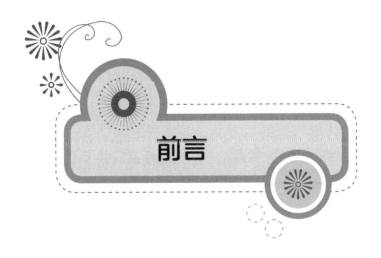

前言

　　癫痫是一种儿童时期常见的神经系统疾患,儿童癫痫的发病率较成人高,特别是在1岁以内,发作形式较成人不同,护理要点也不同。长期、频繁的发作可能会损害脑功能。就发作形式而言,儿童癫痫与成年人癫痫多数是一样的,但有一些发作类型仅见于小儿,例如痉挛发作等。另,儿童癫痫以原发性癫痫多见,即找不到原因或与某先天遗传代谢病有关,成人癫痫多以症状性癫痫多见,常能找到发病原因,如脑血管病、头颅外伤、脑膜炎后等。

　　笔者在小儿神经科病房从事护理工作,病房收治的患儿中癫痫患儿占首位。癫痫诊疗是一个漫长的过程,其间需要家庭支持及自我管理来延续住院医疗护理的功效,出院后家长在长时间照护孩子的同时也需要帮助,孩子也应学会自我护理。通过与癫痫患儿及其家长的接触,发现有不少家长缺乏对癫痫相关知识的正确理解与认识,尤其是居家护理方面。例如居家常见安全意外,如烫伤、磕伤、跌伤等,有的患者家属甚至会漏服、误服药物从而引起癫痫持续状态或者药物中毒。住院期间,在医护人员的指导及照顾下,患儿病情及发作控制较好,回家后,由于孩子及家长疏于护理或缺乏相关知识,会导致孩子的病情有所反复。癫痫孩子住院的时间要明显短于居家生活的时间,所以说,癫痫孩子做好居家护理就显得尤为重要。

这些年,我们在临床护理过程中,逐渐了解到癫痫孩子及其家长是很需要掌握癫痫患者居家护理常识的。由此,笔者及本科所有的医护人员特地将这些年来患儿及家长居家遇到的问题或疑惑整理出来,从药物、治疗方法、孩子的智力、孩子身边的人员、居家环境几个方面进行阐述,用科学及通俗的语言,配合图示,向家长和孩子们图文并茂地介绍有关癫痫儿童居家安全护理的知识,希望每个阅读此书后的孩子及家长对癫痫儿童居家护理方面有正确的理解和认识,树立信心,提高诊疗,从而改善孩子及家长的生活质量。

本书也可供护理人员阅读,可以对小儿癫痫的住院护理、居家护理、健康教育有所指导。

本书不足之处,恳请广大读者给予批评和指正。

霍光研

2017 年 5 月 11 日

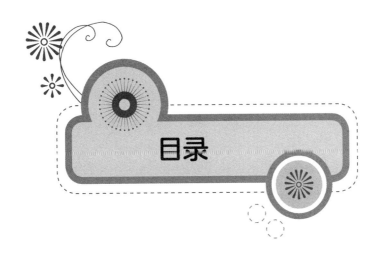

目录

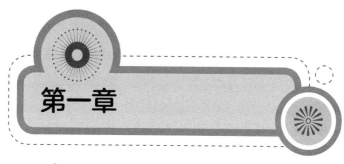

第一章

癫痫发作形式及居家护理安全提示

癫痫是一种发作性疾病,在不发作的时候和正常人没有什么区别,只有在发病时才表现出异常。不同癫痫类型,发作的表现形式也不同,选用的药物或治疗方案、预后也不一样。

所以,家长您应该知道自己孩子的癫痫发作类型,从而很好地配合医生执行孩子的治疗方案,促进康复。

癫痫发作基本分为两种,一种是全面性发作(又称全身性发作、广泛性发作、弥漫性发作),另一种是局灶性发作(又称部分性发作、局部性发作、局限性发作)。另外一种特殊形式为不确定性发作,主要表现为癫痫性痉挛。

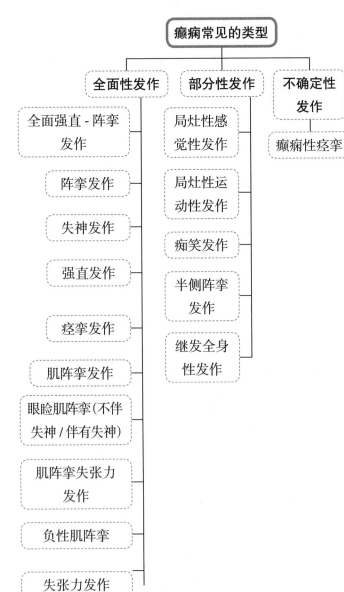

癫痫常见的类型

全面性发作　　部分性发作　　不确定性发作

全面强直 - 阵挛发作

阵挛发作

失神发作

强直发作

痉挛发作

肌阵挛发作

眼睑肌阵挛(不伴失神/伴有失神)

肌阵挛失张力发作

负性肌阵挛

失张力发作

局灶性感觉性发作

局灶性运动性发作

痴笑发作

半侧阵挛发作

继发全身性发作

癫痫性痉挛

现在笔者把常见的癫痫发作表现形式整理如下：

全面性发作　全面强直阵挛发作、阵挛发作、失神发作、强直发作、痉挛发作、肌阵挛发作、眼睑肌阵挛（不伴失神/伴有失神）、肌阵挛失张力发作、负性肌阵挛、失张力发作。

部分性发作　局灶性感觉性发作、局灶性运动性发作、痴笑发作、半侧阵挛发作、继发全身性发作。

不确定性发作　癫痫性痉挛。

判断是什么发作，主要根据发作时的表现及脑电图检查的结果。所以，家长一定要仔细观察发作时的表现。观察发作的部位、起始部位，这对判断孩子是局灶性发作还是全面性发作非常有帮助。

我们来一一看看这些专业名词下癫痫的表现形式及作为家长或孩子需要注意的事项。

第一节　全面性发作

癫痫全面性发作包括全面强直阵挛发作、阵挛发作、失神发作、强直发作、痉挛发作、肌阵挛发作、眼睑肌阵挛（不伴失神/伴有失神）、肌阵挛失张力发作、负性肌阵挛、失张力发作10种类型。患儿表现及居家安全护理提示具体表述如下。

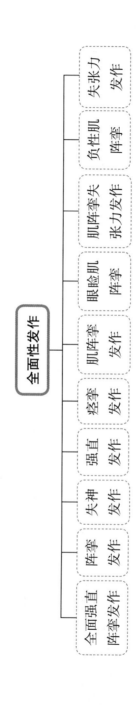

1. 全面强直 - 阵挛发作

全面强直 - 阵挛发作分三个阶段：强直期、阵挛期、发作后抑制期。

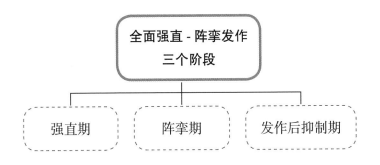

（1）强直期

患儿发作表现

患儿倒地，头后仰，双眼上翻，牙关紧闭，四肢强直性伸展，或上肢屈曲而下肢伸直。先有喊声，继而呼吸停止，逐渐出现发绀。

由于呼吸肌的突然收缩，压迫胸腔，使肺里的气体急速向喉头挤出，会发出一声难听的吼叫声。随之呼吸暂停，面部青紫，眼睁大，斜视，表情令人恐惧，全身后仰，大约持续 10 秒钟后，四肢肌肉张力逐渐减低进入阵挛期。

居家护理安全提示

　　家长或身边的人发现患儿突然倒地后,立即移开其周围的危险物品,不要搬动或按压患儿的肢体。如果脖子上系着红领巾或围巾、戴着饰品,或者衣领的扣子比较紧,要立即把脖子上的物品取下,解开衣领,使患儿的口、脖子、气管在一条直线上,使患儿的呼吸通畅。保护患儿防止受伤,尤其是头部。头下、身下可垫些柔软的衣物,防止摩擦受伤。如果发作频繁,患儿在地上活动时,建议家长给患儿戴好头盔,防止突然倒地而引起患儿头部的外伤。

居家护理安全提示要点

- 使患儿的口、脖子、气管在一条直线上。
- 保护患儿防止受伤,尤其是头部。
- 头下、身下可垫些柔软的衣物,防止摩擦受伤。

(2) 阵挛期

患儿发作表现

　　强直期持续数秒至数十秒后换为频率较快的震颤,逐渐演变为阵挛期。

　　患儿表现为全身肌肉有节律地收缩和放松。

此时呼吸动作也开始恢复,呼吸的频率和四肢抽动的节律一致,基础气流反复通过口腔。这时口腔中存在的大量唾液通过气流吸进呼出的作用,形成泡沫,因不能下咽而流出口外表现为口吐白沫。阵挛的频率逐渐变慢,肌肉放松期逐渐延长,直至结束。

居家护理安全提示

这个时期,家长或身边的人要陪伴在孩子身边,观察孩子发作的表现及持续时间,呼叫孩子姓名以判断意识。

如果有口吐白沫现象,要将孩子的头、身体轻轻偏向一侧,使口处于低位,让分泌物自行流出,防止误吸。

身边有可随意拿起的物品如牙刷、勺子、笔等从孩子的嘴角放入上下牙之间,防止孩子牙关紧闭而引起舌咬伤。如果身边没有合适的物品,可以将衣角、围巾等物品放入,千万不要将手指放入孩子的上下牙之间。如果您带着孩子外出,可以随身携带牙刷等物品,以防孩子突然发作。

如果孩子牙咬得很紧,不能将牙刷等物放进上下牙之间,就不用硬塞,以免引起牙齿脱落。

切勿试图扶孩子起身或站立,不要用力摇晃孩子的身体,不要按压肢体。

在孩子清醒前不要给孩子进食或喂药。

不要按压人中穴来阻止癫痫发作。此方法目前尚缺乏科学依据,反而会引起口唇部皮肤的损伤。

居家护理安全提示要点

- 切勿试图扶孩子起身或站立。
- 不要用力摇晃孩子的身体。
- 不要按压肢体。
- 在孩子清醒前不要进食或喂药。
- 不要按压人中穴来阻止癫痫发作。

(3) 发作后抑制期

患儿发作表现

强直期及阵挛期结束后,患儿会再次出现短暂全身肌张力增高。部分患儿也会出现短暂发作后意识混乱,伴有某些自动症。也有部分患儿会出现尿失禁的现象,这是由于括约肌松弛导致的。

部分患儿在抑制期会进入深睡眠,醒后头痛,肌肉酸痛,对发作不能回忆。

怎么判断肌张力增高了?

家长触摸孩子,可以感觉到肌肉坚实感。屈伸孩子肢体时,可感受到明显阻力。

居家护理安全提示

发作结束后,家长呼唤孩子,确定意识恢复情况,让孩子回到床上休息。如果在户外,可以原地休息。

发作结束后,有时会有自动症,所以在患儿意识未恢复前,要守在其身边,防止意外发生。

有的患儿会有自伤或无目的行走行为,家长应检查孩子因为突然倒地而有无意外损失,如磕伤、流血、瘀伤等。如果出血皮下血肿,应及时用冰块冷敷。如果家里没有冰块,可以到附近的超市或小卖部买一些冰棍或冷饮冷敷血肿处即可。

如果孩子是第一次发作,或发作时间过长,或一次又一次地连续发作,或发作后无法自主呼吸,或是在水中发作,或孩子因摔倒而出现嗜睡、受伤等情况,应立即拨打999或120,将孩子送往医院。

居家护理安全提示要点

如果患儿属于以下情况之一,应立即拨打999或120,将孩子送往医院:

● 第一次发作。

● 发作时间过长。

● 一次又一次地连续发作。

● 发作后无法自主呼吸。

● 在水中发作。

● 孩子因摔倒而出现嗜睡、受伤等情况。

2. 阵挛性发作

患儿发作表现

患儿肢体或躯干有节律地、连续地抽动,肢体屈和伸的速度不一定相等,常常是"屈"的动作快,"伸"的动作慢。发作时患儿意识丧失,抽动持续时间长短不一,抽动频率逐渐减慢,最后停止。

患儿居家护理安全提示

这个时期,家长或身边的人要陪伴在孩子的身边,移开孩子周围的危险物品。头下、身下可垫些柔软的衣物,防止摩擦受伤。观察孩子发作的表现及持续时间,呼叫孩子姓名以判断意识。

3. 失神发作

失神发作,一般在孩子3-4岁后才发病,学龄儿童发病最多,15岁以后才发病的很少见到。失神发作均出现在清醒状态。过度换气可诱发。这种发作持续时间短,家长有时候不容易观察。频发,一天可达数次,数十次甚至上百次。

患儿发作表现

突然的意识障碍,正在进行的自主性活动及语言停止,双眼茫然凝视,表情呆滞,对外界刺激无反应,为患儿失神发作时的常见表现。一般不跌倒或掉物。

发作持续数秒至数十秒后突然恢复,继续发作前正在进行的动作。

无发作后意识障碍,不能回忆或感到脑子曾一阵空白。

有的患儿会在发作时合并身体微微震颤或眼皮快速的抖动。

若在站立时发作,有时还会往后退一步,但不会摔倒。

患儿居家护理安全提示

孩子在静态时,家长多很难判断孩子是在思考问题或处于失神发作状态。如果发现孩子有不可区分的现象时,可以通过呼叫孩子,观察眼神、表情、动作、反应来判断孩子是在思考问题或失神发作。

在思考问题时,呼叫孩子,一般孩子会有反应。失神发作时,孩子对呼叫是没有反应的。

居家时勿让孩子大笑、哭泣或长跑，以免引起孩子过度换气而导致失神发作。

失神发作一般不影响智力发育，但若发作太频繁而没有得到很好的控制，在课堂上不能完整听到老师讲授的内容，无法理解而影响学习。

居家护理安全提示要点

● 孩子静态时，区分是否处于失神发作状态：呼叫孩子。

● 居家时勿让孩子大笑、哭泣或长跑。

4. 强直性发作

强直性发作为一种突然发生的、僵硬的、强烈的肌肉收缩。发作时意识丧失、肢体固定在某种状态下持续数秒钟，或更长时间。

患儿发作表现

患儿具体表现为躯干前屈、伸颈，头前倾或转向一侧，眼睁开或紧闭，两肩上抬，两臂展开，肘部半屈曲。此种姿势可维持片刻，有时会摔倒。

面色由苍白到潮红再到青紫。

小婴儿发作时往往表现为头、颈后仰，躯干极度伸直。发作持续时间长的孩子，会有疲倦感。

患儿居家护理安全提示

孩子频繁发作阶段,外出需有人跟随。外出时家长应拉着孩子,以防孩子突然发作。如果发作,顺势将孩子放倒在地,移开危险物品。

不要搬动或按压孩子的肢体。如果脖子上系着红领巾或围巾,戴着饰品,或衣领的扣子比较紧,要立即把脖子上的物品取下,解开衣领,使孩子的口、脖子、气管在一条直线上,使孩子的呼吸通畅。

保护孩子防止受伤,尤其是头部。头下、身下可垫些柔软的衣物,防止摩擦受伤。如果孩子发作频繁,建议家长给孩子戴好头盔,防止突然倒地而引起孩子头部外伤。

发作后让孩子在原地或扶孩子到床上或其他安全的地方休息一会。

记录抽搐时间和发作的表现。

居家护理安全提示要点

● 移开危险物品。

● 使孩子的口、脖子、气管在一条直线上。

● 保护孩子防止受伤,尤其是头部。头下、身下可垫些柔软的衣物,防止摩擦受伤。

● 记录抽搐时间和发作表现。

5. 痉挛发作

患儿痉挛发作时有两个特征,家长可以注意观察。

特征一　重复而刻板的痉挛性收缩。表现为短暂地点头伴四肢屈曲样收缩(屈曲型),有些为四肢伸展和头后仰(伸展型),或上肢屈曲而下肢伸展或相反(混合型)。每次痉挛后可有短暂凝视。少数表现不对称。

特征二　痉挛发作成串出现。每串痉挛的强度逐渐增加,达高峰后又逐渐减弱。每串发作次数不等,数次至数百次。每天发作数串至数十串,常在入睡前和醒后发作。可伴有自主神经症状,如面色苍白、出汗、潮红、瞳孔散大、流泪,及呼吸和心率的改变。

居家环境安静,房间宽敞、无障碍物。危险物品远离孩子,孩子活动的周围不能放置暖水瓶、热水杯等物品。

孩子身边必须时刻有人陪伴。当孩子出现异

样或突然意识丧失时,应立即采取措施。因孩子抽搐发作时大部分是全身屈曲呈抱球状,父母最好将孩子抱起,双手随孩子抽搐时轻轻握住孩子的身体,切忌紧握孩子肢体及按压胸部,防止造成人为外伤或骨折。

成串发作时间长,不能自行缓解的,请立即将孩子送到最近的医院,给予镇静剂终止惊厥。

记录抽搐时间和发作的表现。

居家护理安全提示要点

● 危险物品远离孩子。

● 孩子身边必须时刻有人陪伴。

● 成串发作时间长不能自行缓解的,请立即将孩子送到最近的医院。

● 记录抽搐时间和发作的表现。

6. 肌阵挛性发作

患儿发作表现

肌阵挛性发作有两点特性,请家长注意观察。

一是轴性 患儿表现为点头,头后仰或双侧肩部及手臂抽动。该表现会引起患儿动作不稳定或掉物。如下肢抽动,可出现站立不稳或不太稳,猝倒甚至跌伤。无法确定有无瞬间的意识丧失。多在刚睡醒或思睡时发作。有些患儿闭目时也会引起发作。睡眠中减少或消失。

二是游走性 患儿可表现为姿势性震颤或运动性肌阵挛，即在试图做精细运动时出现刻板的节律性动作或肌阵挛性抖动，四肢远端明显。例如，吃饭时双上肢肌阵挛发作表现为手不停地震颤，不能将食物准确地送入嘴里。主要累及四肢远端，常不对称或不同步。很轻微，不易察觉。需触及病人肢体才能感觉到。

患儿居家护理安全提示

孩子外出需有人跟随。外出时家长应拉着孩子，让孩子在家长一臂范围内活动，以防孩子突然发作时能给予必要的搀扶。

孩子在家自己不能去端热水、热的饭菜等以免突然发作而引起烫伤。笔者就见过一位12岁女孩在端着热粥由厨房到餐桌，突然发作，不慎将粥打翻在自己的腿上，从而引起大面积烫伤。

孩子在家不能拿着玻璃杯和水。若突然发作，孩子会将杯子甩出，摔裂，从而引起外伤。笔者也见过一位14岁女孩，在家拿着遥控器看电视，突然上肢肌阵挛发作，将遥控器甩出砸到母亲的眼角，引起外伤。

患有肌阵挛的孩子,在家使用餐具、水杯最好为塑料型。喝水的温度不宜过热,手中尽量不要持有物品,以免发作而引起自伤或他伤。

居家注意患儿活动中的安全,居家环境无危险品。

居家护理安全提示要点

● 患儿外出需有人跟随,尽量在家长一臂范围内活动。

● 患儿在家切勿自己端持热度高的物品。

● 患儿使用餐具,请避免使用瓷、玻璃等易碎材质,塑料型为好。

● 患儿日常饮食以常温为宜。

7. 眼睑肌阵挛

患儿发作表现

眼睑肌阵挛为双侧眼睑局部的节律性肌阵挛抽搐。

发作时患儿表现为眼睑和眼球每秒 4~6 次的抽动,常伴有眼球上视,以及头部后仰。伴有症状表明有轻微的强直状态。

一般发作时间短暂(3~6秒),多在闭目时出现。

强光下闭眼容易诱发。

患儿居家护理安全提示

避免强光刺激。

避免孩子玩快速的游戏。

避免长时间看电视。

8. 肌阵挛 - 失张力发作

肌阵挛 - 失张力发作特点为失张力跌倒之前有短暂的肌阵挛抽动,为躯干和颈部的轴性肌阵挛,屈肌更加明显,随即出现肌张力丧失而致跌倒。

患儿发作表现

患儿表现为点头或身体前驱(肌阵挛)而后快速跌倒(失张力),常跌伤面部。

患儿居家护理安全提示

孩子身边需有人陪伴,尽量在家长一臂范围内活动,以防孩子突然发作,在跌倒时能给予及时搀扶,将意外伤害降到最低。

如果孩子发作频繁,建议家长给孩子戴好头盔,防止突然倒地而引起头部外伤。

居家护理安全提示要点

● 孩子身边需有人陪伴，尽量在家长一臂范围内活动。

● 如发作频繁，必要时可给孩子戴好头盔。

9. 负性肌阵挛

负性肌阵挛是一种时间非常短暂的失张力发作，是指发作瞬间的肌张力丧失，与肌阵挛 - 失张力发作不同，前面没有正性肌阵挛成分。

患儿发作表现

上肢在平举时突然下垂，但又很快恢复原状。

发生在下肢可表现为突然向下一蹲，很快又站立起来了。

负性肌阵挛可以为双侧，也可以为单侧或局部性，患儿常表现为动作不稳，手中拿的东西常不自主的掉落。严重时可有点头或跌倒。

患儿居家护理安全提示

孩子在家的餐具、水杯最好用塑料的防摔型。

喝水的水温不宜过热。

手中尽量不要持有物品，以免因突然发作而引起自伤或他伤。

10. 失张力发作

患儿发作表现

短暂失张力也称为跌倒发作。患儿表现为全身肌张力的突然减低或丧失,导致头突然下垂或突然跌倒。跌倒的姿势为低头,弯腰,屈膝,臀部着地而瘫倒在地,就像断线的提线木偶一样,而后迅速起来。持续不足 1 秒钟,意识丧失不明显。

长时间失张力发作又称为运动不能发作。患儿意识丧失,全身松软,凝视或闭目,无发声也无运动性症状。多见于小儿发热合并非惊厥性癲痫发作。

患儿居家护理安全提示

孩子身边需有人陪伴,让孩子在家长一臂范围内活动,以防孩子突然发作、跌倒时能给予及时搀扶,将意外伤害降到最低。

笔者就遇到过一位 5 岁孩子,家长带着孩子坐滚梯,孩子在即将下电梯要迈腿时,突然失张力发作,孩子瘫倒在滚梯上,还好身后有人将孩子扶起来,不然孩子会滚下来,后果不堪设想。

居家护理安全提示要点

● 孩子身边需有人陪伴,让孩子在家长一臂范围内活动。

第二节 部分性发作

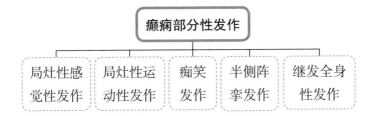

癫痫部分性发作,包括局灶性感觉性发作、局灶性运动性发作、痴笑发作、半侧阵挛发作、继发全身性发作5种类型。发作时患儿表现及居家安全护理提示详述如下。

1. 单纯局灶性感觉性发作

患儿发作表现

发作时没有肢体的抽动,表现为突然发生的躯体感觉异常。如突然发生的疼痛、发麻或一些很难形容的异常感觉。这些疼痛和发麻不是由身体其他部位的疾病所引起,找不到其他原因,且不经治疗可以自行缓解。

每次的发作情况类似,脑电图检查有癫痫样放电。

有的患儿可表现为发作性的幻听、幻视、幻嗅等,同时伴有行为异常等。

也有一些患儿可以表现为突然出现的头痛、头晕、言语困难等。发作中无意识和知觉损害。

患儿居家护理安全提示

如果孩子肢体发麻、疼痛或感觉异常,家长切忌用冷或热敷肢体,以免引起冻伤或烫伤。

幻听、幻视、幻嗅等伴有的行为异常,家长要紧跟着孩子,以免引起意外。

年长的孩子会有精神紧张、害怕、恐惧,家长可陪在孩子身边安慰,分散孩子的注意力。也可以搂抱孩子,给他们一个熟悉、安全、温暖的环境来减轻痛苦。

平时可教导孩子,发作时如果家长不在身边,自己感到害怕可在原地休息,不要随意走动,以免引起安全意外。

居家护理安全提示要点

● 突然发生躯体感觉异常时,请勿冷热敷肢体。

● 请家长紧跟患儿，以免其行为异常，发生意外。

2. 单纯局灶性运动性发作

患儿发作表现

身体某个部分的抽动，最常见的是手指或整个手，脸部、口角抽动也很常见。发作时意识清楚，能答话。若口角抽动则影响说话。

也可表现为半侧肢体的抽动，或肢体的某个部位开始抽动并按一定顺序向周围扩散。如开始为右手拇指，逐渐扩散到右手其他四指、右上臂、右肩、右侧躯体、右大腿、右小腿和右足趾。发作中无意识和知觉损害。

有的孩子于发作后出现肢体短暂麻痹，持续数分钟至数小时后消失，成为 Todd 麻痹。

何为 Todd 麻痹？

Todd 麻痹是种特殊的麻痹形式。在癫痫发作后，特别是一侧及某个肢体抽搐的患者，同侧肢体可发生半小时以上、甚至数天（多小于 1 周）的瘫痪，但最终会有完好的恢复。

居家护理安全提示

发作时注意观察起始抽动部位及扩散的顺序。

如果口面部抽搐会影响到饮水、进食,注意不要引起孩子呛咳、误吸,饮水、进食请少量多次。

如果抽搐在腿部或脚部,可能会有跌倒的风险,家长要跟着孩子活动,发作时尽量原地休息。

居家护理安全提示要点

- 口面部抽搐的患儿,家长注意饮食方式。
- 腿脚部抽搐的患儿,家长注意防范孩子跌倒。

3. 复杂局灶性发作

患儿发作表现

发作时有意识、知觉损害。多起源于颞区或额颞区,发作表现形式可从单纯局灶性发作发展而来。或一开始即有意识部分丧失伴精神行为异常。或表现为自动症。

典型自动症

典型自动症又称为颞叶自动症,发作起源于颞叶内侧的症状之一,颞叶以外起源的发作扩散到颞叶内侧也可有典型自动症。

患儿表现为口部进食性自动症(咂嘴、吞咽),手无目的地刻板重复动作(搓手、摸索)及反应性自动症(如避开障碍物)。典型自动症可作为一个独立的部分运动性发作类型。

过度运动自动症

过度运动自动症发作起源于额叶内侧的辅助运动区,或源于扣带回等额叶结构。

患儿表现为躯体及四肢大幅度不规则的混乱运动。在上肢表现为划船样或投掷样舞动,下肢可为蹬车样交替划圈或乱踢乱伸,在躯干可表现为髋部前冲运动或扭来扭去,发作时伴有发声。在睡眠中发作,持续数秒,但常有频繁成簇的发作。

居家护理安全提示

孩子活动时需有人陪伴。夜间睡觉或午睡时让孩子在家长内侧,远离床边,以免孩子发生坠床等意外。

1-3岁孩子,居家睡婴儿床的,应拉好婴儿床的床挡。

居家护理安全提示要点

● 请家长注意孩子睡眠时的安全防护。

4. 痴笑发作

痴笑发作多 5 岁以前发病,发作频繁,一日数次,甚至数小时 1 次。可伴有其他形式的发作。

患儿发作表现

患儿表现为阵发性,没有诱因的,不合时宜的强迫性不自主发笑。通常意识清楚,少数伴尿失禁,常有自主神经症状。

居家护理及安全提示

如果孩子上学,要告诉老师,以防孩子在上课时突然发作痴笑,引起班上其他孩子的注意或误解。突发此状况,老师可以及时作出解释,保持同学间的和睦相处。

居家护理安全提示要点

● 患儿如上学,请家长做好与老师的沟通。

5. 半侧阵挛性发作

半侧阵挛性发作多见于 4 岁以下小儿,是半侧惊厥 - 半侧瘫痪综合征,半侧惊厥 - 半侧瘫 - 癫痫综合征,Rasmussen 综合征的主要发作类型。

患儿发作表现

患儿以局部阵挛或一侧的阵挛发作开始,常常是   侧口角或手开始,扩散到同侧上下肢、头、眼等部位。常伴有明显的自主神经症状,如发绀、呼吸障碍等。

居家护理安全提示

发作时注意观察起始抽动部位及扩散的顺序,以及伴随的其他症状或表现。

如果口面部抽搐会影响到饮水、进食,注意不要引起孩子呛咳、误吸,饮水、进食可少量多次。

如出现严重症状如头面部发紫、憋气等,请立即送到最近的医院急救。

居家护理安全提示要点

- 发作时,注意观察起始抽动部位及扩散顺序。
- 若口面抽搐,注意饮食方式。
- 若出现严重症状,请立即送医急救。

6. 继发全身性发作

起源于不同部位的各种类型的局灶性癫痫均

可能继发全身性发作。发作扩散的途径包括从局部向邻近区域扩散,通过胼胝体向对侧半球相应区域扩散,通过丘脑或脑干网状结构向双侧半球扩散。

居家护理安全提示

孩子发作时,迅速移开其周围的危险物品,不要搬动或按压孩子的肢体。如果脖子上系着红领巾或围巾,戴着饰品,衣领的扣子扣得比较紧,要立即把脖子上的物品取下,解开衣领,使孩子的口、脖子、气管在一条直线上,保持呼吸通畅。

保护孩子防止受伤,尤其是头部。头下、身下可垫些柔软的衣物,防止摩擦受伤。

家长或身边的人要陪伴在孩子的身边,观察孩子发作的表现及持续时间。呼叫孩子以判断有无意识。

如果有口吐白沫现象,要将孩子的头、身体轻轻偏向一侧,使口处于低位,以便分泌物自行流出,防止误吸。

身边有可随意拿起的物品如牙刷、勺子、笔等,可将其从孩子的嘴角放入上下牙之间,防止孩子牙关紧闭而引起舌咬伤。如果身边没有合适的物品,可将衣角、围巾等物品放入,千万不要将手指放入孩子的上下牙之间。如果您带着孩子外出,可以随身携带牙刷等物品,以防孩子突然发作。如果孩子牙咬得很紧,不能将牙刷等物放进上下牙之间,就不用硬塞,以免引起牙齿脱落。

孩子发作结束后,家长呼唤孩子,确定意识恢复情况,让孩子回到床上休息。如果在户外可以原地休息,发作结束有时会有自动症,意识未恢复前,要守在孩子身边,防止意外发生。

检查孩子因为突然倒地而有无意外损伤。如患儿发作时间超过5分钟不能停止,请立即将孩子送往附近的医院进行治疗。

记录抽搐时间和发作的表现。

居家护理安全提示要点

● 使孩子的口、脖子、气管在一条直线上。

● 保护孩子防止受伤,尤其是头部。头下、身下可垫些柔软的衣物,防止摩擦受伤。

● 记录抽搐时间和发作的表现。

第三节　不能明确的发作

不能明确的发作在 2010 年被提出,主要为癫痫性痉挛。

患儿发作表现

这种发作最常见于婴儿痉挛,表现为点头、伸臂(或屈肘)、弯腰、踢腿(或屈腿)或过伸等动作。

发作常成串出现,其肌肉收缩的整个过程大约1~3秒。肌收缩速度比肌阵挛发作慢,但比强直性发作短。

由于痉挛可以持续至婴儿期后,甚至可以在婴儿期过后新发,所以用"癫痫性痉挛"。

居家护理安全提示

居家环境安静,房间宽敞、无障碍物。危险物品远离孩子,其活动的周围不能放置暖水瓶、热水杯等物品。

孩子身边必须时刻有人陪伴。因孩子抽搐发作时大部分是全身屈曲呈抱球状、弯腰、头点地,父母最好将孩子抱起,双手随孩子抽搐时轻轻抱住孩子的身体,防止孩子的头磕到地上引起外伤。切忌紧握孩子肢体及按压胸部,以防造成人为外伤或骨折。

成串发作时间长不能自行缓解的立即将孩子送到最近的医院,给予镇静剂终止惊厥。

居家护理安全提示要点

● 居家环境安静,房间宽敞、无障碍物。

- 孩子身边必须时刻有人陪伴。
- 孩子发作时,切忌紧握孩子肢体及按压胸部。
- 成串发作时间长不能缓解时,请立即就医。

第四节　常见的癫痫综合征

疾病和综合征是两个不同的范畴,一般认为具有共同病因和预后的病变称为疾病,而大多数患者通常共同出现的一组症状和体征称为综合征。癫痫综合征具有多样性的致病因素,但表现为一组相似的临床 - 脑电图特征,预后则与病因学有很大的关系。在临床应用中,癫痫与癫痫综合征之间的界限并不是十分明确。

在癫痫这一大组疾病中,患儿有特定的发作类型、发作年龄、脑电图特点及相一致的预后。某些类型可以确定为独立的疾病类型,即癫痫综合征。每种癫痫综合征都具有自身的特点。现将常见的癫痫综合征介绍给各位读者。

1. 婴儿痉挛症

婴儿痉挛症又称为 West 综合征。90% 以上的婴儿痉挛症在 1 岁以内发病,新生儿期即可有痉挛发作,但常于 2 个月后起病,起病高峰年龄为 4-6 个月。

患儿发作表现

婴儿痉挛发作可分为屈肌型痉挛、伸肌型痉挛及混合型痉挛。

屈肌型痉挛 屈肌型痉挛最多见,表现为颈、躯干、上肢和下肢屈曲,孩子突然点头,上肢内收呈抱球动作,然后外展前伸。不同孩子或同一孩子的不同次发作时肌肉收缩的强度不一,轻者仅表现为头部震动或耸肩,严重的腹肌收缩则可使躯干呈折刀状。

伸肌型痉挛 伸肌型痉挛少见,表现为颈、躯干向后伸展,上、下肢伸直外展或内收动作。

混合型痉挛 混合型较常见,孩子有些成串痉挛为屈肌型,另一些则为伸肌型痉挛。

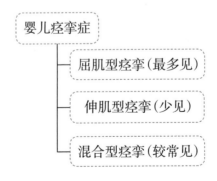

婴儿痉挛发作时每次痉挛的持续时间为1~2秒，比肌阵挛的时间长，但较强直性发作的持续时间短。

痉挛后可有反应性减低及运动减少，或伴有烦躁哭闹等表现。

各次痉挛的间隔时间从数秒到十余秒不等。每串发作少则3~5次，多时可达上百次。每日可有数次至数十次的成串发作。少数孩子可有单次的痉挛发作。

预后

婴儿痉挛症多数预后不良，主要表现为智力发育落后，惊厥难以控制或转变为其他类型发作。

2. 大田原综合征

大田原综合征的起病年龄在3个月之内，多数早至1个月之内。

患儿发作表现

该综合征主要发作类型为痉挛性发作，可以为成串发作，类似婴儿痉挛发作，也可仅为单次痉挛。其他发作形式如部分运动性发作，半侧惊厥发作也可出现，但很少有肌阵挛发作。

清醒和睡眠期均有发作。

孩子有严重的精神运动发育落后或停滞。神经影像学常有明显异常表现。其他实验室检查如血或尿的氨基酸分析、脑脊液、血清酶检查,血清乳酸和丙酮酸及 TORCH 均很少有异常发现。

> TORCH 是指一组病原体:T 即刚地弓形虫,O 即 others,比如乙型肝炎病毒、HIV 病毒、梅毒螺旋体等;R 即风疹病毒,C 即巨细胞病毒,H 即单纯疱疹病毒。

治疗和预后

大田原综合征的治疗与婴儿痉挛症相同。多数对药物治疗反应不好,发作难以控制。预后比婴儿痉挛症更差,部分婴儿在婴儿期夭折。存活者多在 3-6 个月时演变为婴儿痉挛症的临床和脑电图特征,并伴有严重智力低下、脑瘫等神经系统疾病。

3. Dravet 综合征

Dravet 综合征又称婴儿严重肌阵挛性癫痫。

患儿发作表现

孩子出生时正常。1 岁以内起病,最初表现为由发热诱发长时间的全身性或一侧性惊厥发作,以阵挛性发作为主,偶有单发性的局部肌阵挛性抽搐。此阶段常被诊断为热性惊厥。

1-4岁后,孩子逐渐出现无热惊厥,以全身性和(或)散发性肌阵挛发作为主。肌阵挛一般程度较轻,很少引起跌倒,年龄小及发作轻时难以识别。一般发作时无意识障碍,发作非常密集时可有意识减低。常发生癫痫持续状态,特别在感染发作时。

40%的孩子有不典型失神,表现为失神持续状态中合并有阵发性的肌阵挛发作。46%的孩子也有简单或复杂部分性发作,其中自主神经症状比较突出。无躯干强直性发作。孩子发病后有进行性精神运动发育倒退,特别是语言发育迟缓。60%的孩子有共济失调,20%有轻度锥体束征。神经影像学无异常发现。

治疗、预后和安全提示

孩子应避免感染发热。

治疗可给予苯巴比妥,丙戊酸或苯二氮䓬类药物。乙琥胺可减少肌阵挛发作。苯妥英钠对控制发作无明显效果,且可引起严重的不良反应,故临床慎用。卡马西平可增加肌阵挛发作。在新的抗癫痫药物中,拉莫三嗪则可能加重发作。但总体来说,各种类型的发作对抗癫痫治疗的反应均不好。

本病长期预后较差。癫痫活动可持续到11-12岁,其后随年龄增长,肌阵挛发作可持续、减少或消失,不典型失神及失神持续状态也减少,脑电图的全导棘慢波趋于减少至消失。

4. 儿童良性癫痫伴中央颞区棘波

儿童良性癫痫伴中央颞区棘波,简称BECT。BECT的发病年龄为3-13岁,75%在5-10岁间起病。

患儿发作表现

70%~80%的发作出现在睡眠中,即使是日间发作,也多与困睡有关。少数患儿清醒和睡眠时均有发作,仅10%~20%的孩子只在清醒时发作。

典型发作常出现在入睡后不久或清晨将醒时。患儿意识清楚但不能说话,口角歪向一侧,同时伴该侧面部抽搐,喉中有呼噜声及流涎。发作可累及同侧上肢,或以一侧手及上肢的抽动开始,偶可累及下肢。

整个发作过程持续不超过1~2分钟。发作结束后无意识混沌。患儿可诉说发作开始时一侧舌、牙床和面颊麻木感,刺痛感或电击感。

局部发作可发展为意识障碍或迅速扩散为全身性发作。患儿对发作过程可能无法回忆,此时如不能获得局部感觉运动性发作的症状,容易误认为是原发性全身性发作。日间发作比夜间更短暂,有时仅表现为面部、口咽或一侧肢体的感觉症状。如患儿诉说不清,这种发作可能被忽视。

治疗和预后

如果家长非常顾虑药物的不良反应,也可以不用药物,但应避免过度疲劳,睡眠缺乏等诱发因素。每个月都有发作的孩子一般应考虑给予抗癫痫药物治疗。

5. 儿童良性癫痫伴中央颞区棘波的变异型

患儿发作表现

少数良性癫痫伴中央颞区棘波(BECT)患儿在病程中的某一阶段除典型的睡眠中局部性发作外,尚有日间频繁的不典型失神、肌阵挛和(或)失张力发作,且抗癫痫药物难以控制。脑电图显示有严重的睡眠中癫痫性电持续状态。多数患儿曾被诊断为 Lennox-Gastaut 综合征或肌阵挛 - 站立不能性癫痫。但患儿发病前精神运动发育正常,无结构性脑损伤的证据,起病后无智力倒退,但可能有轻度认知损伤,远期预后和典型 BECT 一样良好。

儿童良性 Rolandic 癫痫伴言语及口部运动障碍表现

患儿有睡眠期为主的局部性发作,主要累及口咽部,但发作不一定很频繁。临床突出的表现为言语障碍,如语言缓慢、停顿、不流畅、找词困难、发音不清、舌体不灵活等,严重时出现表达性失语。

孩子经常有流涎。无语言理解障碍。

智力一般正常,但可有认知及行为方面的问题。症状可持续数天,数周至数月,常呈波动性变化。

脑电图为一侧或双侧 Rolandic 区棘慢波发放,睡眠期增多,可呈电持续状态。脑电图放电的加重与减轻与临床症状有相关趋势,故目前认为持续放

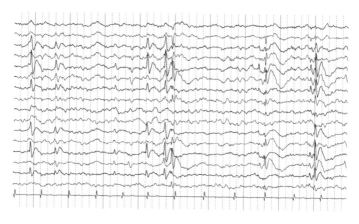

BECT 脑电图表现

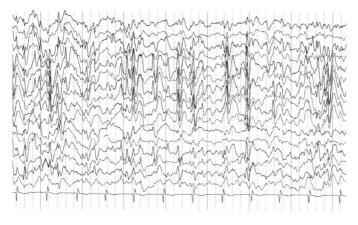

BECT 变异型脑电图表现

电引起的局部脑功能损伤是言语和口部运动障碍的主要原因。长期预后良好。

6. Lennox-Gastaut 综合征

Lennox-Gastaut 综合征(LGS)有三个临床特点:

特点一 频繁的,形式多样的癫痫发作。

特点二 脑电图有 1.5~2.5Hz 慢棘慢复合波。

特点三 智力发育落后,病程常为进行性。

起病年龄为 3-5 岁多见,但在 1-14 岁之间均可发病。特发性或隐源性 LGS 在起病之初患儿发育正常,症状性 LGS 在起病前已有发育迟缓和神经症候。LGS 发作的诱发因素主要是困倦、入睡、缺乏活动和缺少刺激。

临床癫痫发作形式多样,同一患儿可有多种发作形式混合出现,并随年龄增长而有变化。开始主要有强直发作、不典型失神、肌阵挛发作、失张力发作等,以后可有全身强直阵挛发作、阵挛发作、局部性发作等。

强直性发作 强直发作是本病最重要的,也是最难控制的发作形式,几乎见于全部孩子。昼夜皆可发生,但睡眠可诱发。强直发作多累及颈、躯干、肢体近端或全身,两侧对称或一侧为主。发作时强直体位一般维持 10 秒钟以下,最长不超过 60 秒,有时成串出现。发作频繁,一日多次,甚至百次。常表现为突然颈和躯干前倾,举臂,伸腿。由于不能维持正常体位而急速跌倒,常伤及颅面部,特别是下颌、牙、鼻部。意识障碍很短,故难以判定。若强直收缩只限于呼吸肌或眼肌,则不易被察觉。

不典型失神 不典型失神发作见于 50%~80% 的 LGS 患儿,表现为短时的意识丧失,起始和终止较缓慢,不易被察觉。可伴眼睑及口部轻微抽动。

肌阵挛发作 LGS 也常有局部性或全身性肌阵挛发作,单独发生或与不典型失神同时出现,也可导致摔伤。有一种 LGS 的肌阵挛变异型,其特点是以全身肌阵挛和失张力发作为主,强直发作较轻,智力障碍不明显,脑电图呈多棘慢波。

失张力发作 LGS 时失张力发作较少见,发作时肌张力丧失,头颈下垂,甚至全身瘫下。

7. 儿童早期肌阵挛 - 站立不能性癫痫

儿童早期肌阵挛 - 站立不能性癫痫起病年龄在 5 岁以内,24% 的患儿在 1 岁以内有热性惊厥或无热惊厥发作。男孩多见,约占 73.5%。

该病主要发作表现为肌阵挛,失张力或肌阵挛站立不能发作。

肌阵挛发作主要累及双侧上肢及肩部,并有不同程度点头或跌倒发作。站立不能是由失张力发作引起。两种发作形式同时出现即变现为肌阵挛 - 站立不能性发作。患儿在单次或连续数次肌阵挛性抽动后肌张力不能维持而导致跌倒。

也可表现为面部的肌阵挛及局部或全身的肌张力丧失。可有不典型失神及全身强直 - 阵挛性发作,但很少有局部性发作或强直性发作。当出现持续状态时,患儿表现为朦胧迟钝,面部及四肢肌肉不规则抽搐、流涎、频繁点头等,可持续数小时或数天。

8. 获得性癫痫性失语

获得性癫痫性失语(LKS)主要表现为失语和

癫痫发作。

获得性失语 失语是 LKS 的主要症状之一。失语的出现年龄为 3-12 岁(平均 5 岁)。患儿起病前发育正常,在已获得与年龄相适应的语言能力的前提下,丧失已获得的语言功能。亦有少数孩子发病前的语言发育较同龄儿童轻度延迟。起病多数为亚急性,可在癫痫发作之前或之后数周至数月出现,也可于某次癫痫发作后突然起病或加重。

患儿可出现各种类型的失语,典型者表现为言语听觉失认。孩子听力正常,但对他人或自己的口语丧失理解能力,不能执行口语发出的简单指令,严重时对呼唤自己的名字也无反应。

对非言语性声音的反应一般仍可保留,如对电话铃声、汽车喇叭声、狗叫声等均可以有反应。

口语表达能力同时或先后受损,临床常表现为缄默症,并容易被认为是聋哑症。患儿也可表现为语言减少、语句混乱、音素、音节或音韵错误。

患儿可理解他人的手语,并能用手势表达要求。在已获得阅读和书写能力的学龄早期儿童,LKS 起病后这些技能多数仍可保留,但可逐渐丧失有关技能。孩子常伴有孤独症样表现或多动、易激惹、烦躁、攻击性等行为异常,主要由语言交流障碍所致。

癫痫发作 癫痫发作见于 70% 的孩子,另外

30% 左右的孩子仅有脑电图异常而从无癫痫发作。癫痫发作可出现于失语之前或之后，或两者同时发生，包括局限性运动性发作及全身强直 - 阵挛性发作，多在睡眠中出现。清醒时可有不典型失神，肌阵挛或失张力发作。同一患儿可有一种以上形式的发作，但一般无强直性发作。

9. 癫痫伴慢波睡眠期持续棘慢波

起病高峰年龄为 5-7 岁，男孩多见。脑电图以慢波睡眠期弥漫性持续性棘慢波发放为特征，以额区或前头部为主，可继发双侧同步化，常在出现癫痫发作后被发现。睡眠中的持续棘慢波发放可持续数月至数年。

睡眠中癫痫性电持续状态（ESES）是一种特殊的脑电图现象，也见于其他一些癫痫综合征中。其主要特点为年龄依赖性发病，睡眠中持续棘慢波发放，不同程度的神经心理学损伤及多种类型的癫痫发作。ESES 最突出的特征是睡眠中的电持续状态和高级皮层功能的损伤。ESES 不是一个独立的癫痫综合征，而是一组具有共同病理生理学基础的多种癫痫综合征，不同方面和不同程度的神经心理学损伤与电状态的严重程度、累及部位、持续时间等多种因素有关。

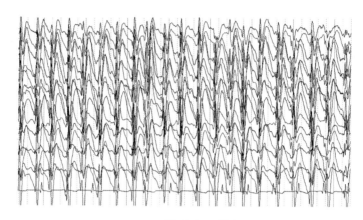

ESES 的脑电图特征

部分孩子有脑瘫或静止性脑病,80% 有癫痫发作,发作形式可为一侧性发作、不典型失神、失张力发作、全身强直阵挛发作或局部性发作,但无强直性发作。癫痫发作一般呈良性演变过程,在青春期前后消失,但神经心理学方面的预后并不乐观,孩子有广泛的认知障碍,智力倒退及行为问题。

10. Rasmussen 综合征

本病最初的症状是局部性癫痫发作,起病年龄平均为 7 岁(14 个月 -14 岁),10 岁以内者占 80%。也可起病于少年(13-14 岁)或成人,但少见。一般没有免疫疾病史。病程为进行性,癫痫逐渐加重,并出现偏瘫和认知障碍,临床经过与脑内由局限性慢性炎症发展为炎症脑萎缩的病理改变过程相符合。

病程进行的速度各例不同,由数月至数年,数十年不等。最终都发展为持续性癫痫发作,偏瘫,认知缺陷和行为异常,日常生活受到严重影响。

第一期　以进行性癫痫发作为主要表现,尚未出现永久性偏瘫和认知障碍。

第二期　开始于起病后 3 个月至 10 年不等,多在 5 年以内,出现进行性偏瘫。

第三期　病情相对稳定,发作频率减少或停止,但仍处于瘫痪和智力衰退状态。

11. 进行性肌阵挛性癫痫

进行性肌阵挛性癫痫是以进行性肌阵挛为主要临床特征的一组疾病的统称,多数有特殊的遗传缺陷。除肌阵挛外,进行性肌阵挛的其他常见临床表现包括共济失调,进行性痴呆及各种神经系统异常。引起进行性肌阵挛的疾病有很多种,但均少见,某些疾病与人种及地域分布有关。

本组疾病早期诊断多比较困难。

12. 热性惊厥及热性惊厥附加症

热性惊厥患儿发作表现

热性惊厥可分为单纯性及复杂性两种。

单纯性热性惊厥　首次发病在 6 个月至 4 岁，惊厥发生在发热初期 24 小时内，体温在 38℃以上。惊厥持续时间在数分钟之内。惊厥形式为全面性发作，发作前后神经系统正常，一次热性病程中只有一次惊厥发作。

复杂性热性惊厥　首次惊厥可发生在任何年龄，低热时即可引起惊厥。惊厥持续时间长，超过 15 分钟，发作时可为局灶性发作或左右明显不对称抽搐。一次热性病种可发作多次惊厥，清醒后可能有神经系统异常体征。

并不是每个复杂性热性惊厥的孩子都具备以下全部特点，只要有以下三项之一者，则可考虑为复杂性热性惊厥：①惊厥发作持续时间 15 分钟以上；②惊厥形式为局灶性发作或惊厥后有明显局限性特征；③一次热性病过程中惊厥 2 次以上。

热性惊厥附加症患儿表现

热性惊厥附加症是一种遗传性癫痫综合征,多在1岁以内发病。

患儿表现为全面强直阵挛发作。发作次数比较多,平均终止发作的年龄大约为11岁,智力一般发育不受影响,多数患儿脑电图正常,需按癫痫服药治疗。

诊断此病,家族史非常重要,有时需要做基因检查来确定。

居家护理安全提示

为避免反复惊厥而引起的脑损伤,家庭护理干预是十分重要的方法。

应尽量避免发热因素。注意户外冷热情况,适当增减衣物,防止感冒。

合理搭配饮食,均衡营养,增强身体素质。

家长在与孩子接触的过程中,应认真观察其日常表现,防止出现惊厥。若家长发现孩子呼吸较快、面色潮红及额头发热,应及时为孩子测量体温,尤其是有高热惊厥史的孩子。

家长应掌握物理降温方法。当在家中发现孩子高热时,可采取物理降温的方式降低体温。常用的物理降温方法有温水擦浴,从而快速将孩子的体温控制在 38℃以下,缓解其因发热而出现的痛苦。

温水擦浴具体操作方法:脸盆内盛放 32℃~34℃温水,将毛巾浸入温水中,拧至半干,将毛巾缠在手上成手套状,以离心方向拭浴。拭浴毕,用大毛巾擦干皮肤,擦至腋窝、肘窝、手心、腹股沟、腘窝处稍用力并延长停留时间,以促进散热。在为孩子擦浴时,禁止在孩子胸前区、腹部、后颈、足底拭浴。擦浴时间不宜过长,一般在 20 分钟左右。擦浴 30 分钟后注意给孩子测体温。注意癫痫患儿禁用酒精擦浴。

家长应学会处理高热惊厥症状的紧急措施。在家中提前准备好一些应急退热药,并牢记退热药物的剂量和用法。在孩子服用退热药后,应注意观察其用药后的表现。对于病情较重的孩子,应及时送到医院救治。

居家护理安全提示备要

● 应尽量避免发热因素。

● 认真观察孩子的日常表现,防止出现惊厥。

● 家长应掌握物理降温方法,如温水擦浴。癫痫患儿禁用酒精擦浴。

● 家长应学会处理高热惊厥症状的紧急措施。

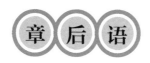

章后语

　　最后,笔者想跟各位家长说,对于孩子,首先要经过正规医院医生来判定孩子是否为癫痫,其次要确定孩子的癫痫发作类型,或判定是否为特殊的癫痫综合征,有无特殊的诱发因素,找出病因或脑损伤部位。

　　目前确诊癫痫主要依靠临床表现,典型的发作对确定诊断有决定性意义,所以家长或医护人员对孩子的癫痫发作进行详细、完整、准确、清晰地描述或记录对癫痫及癫痫类型的诊断起到了关键的作用。

　　癫痫的发作形式多种多样,要学会预防因孩子发作而产生的各种生活意外,降低风险,提高孩子的生活质量。请家长们根据孩子发作的表现参考各个类型的"癫痫发作"的安全提示,在日常生活中做好相应防范。

　　总之,癫痫可以有多种多样的表现,但都具有突发、突止、反复发生、一般可自行缓解的特点。有的孩子有癫痫持续状态病史,所以在孩子发作时,注意观察发作开始的时间、持续的时间、发作时的表现、伴随症状、终止时间。如果孩子是第一次发作,或发作超过5分钟不停止,或一次又一次地连续发作,或发作后无法自主呼吸,或是在水中发作,或有发作受伤等情况,需立即将孩子送到最近的医院。

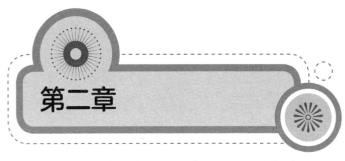

第二章

癫痫治疗方法及居家护理安全提示

　　小儿癫痫是一种常见的慢性神经系统疾病。其治疗目的是控制发作,消除病因,维持精神神经功能的正常。这是一项复杂而长期的工作,需要制定长期、系统、正规的治疗方案,并始终强调以抗癫痫药物治疗为主的综合治疗。

　　我们要知道癫痫的治疗目标是什么? 癫痫治疗的宗旨是防止发作时的生命威胁、自伤和他伤,消除病因,预防再次发作,教育患者、家庭、社会能正确认识疾病、积极对待疾病,让癫痫患儿及其家庭拥有尽可能好的生活质量。

　　家长们要认识到:正确的诊断是合理治疗的前提。

　　在开始抗癫痫治疗之前,您和家人应首先明确以下问题:

1. 孩子是否为癫痫发作？

2. 孩子是什么类型的癫痫发作？

3. 孩子是什么类型的癫痫综合征？

4. 导致孩子癫痫的病因是什么？

5. 触发孩子癫痫发作的诱因是什么？

6. 对心理、行为、认知有无影响？

以上都是制定癫痫综合治疗方案的基础。

综合治疗包括药物治疗和非药物治疗。药物治疗是指抗癫痫药物治疗，非药物治疗指病因治疗、免疫治疗、心理治疗、饮食治疗及外科治疗等。对患儿心理、情绪和社会适应能力等应全面关心，提高患儿的生活质量。

第一节　药　物　治　疗

癫痫是一种反复发作性疾病，反复的惊厥发作和持续的脑电图异常均可引起脑损伤，因此控制发作是癫痫治疗的首要任务。正规抗癫痫药治疗是控制发作的主要手段。

理想的抗癫痫药治疗应是有效、安全、方便、节约。当您的孩子确诊癫痫，需要服药治疗时，医生会根据孩子的发作类型、发作特点、抗癫痫药物的药理学特点、家庭的经济条件、购药的途径等方面,权衡利弊,综合考虑为癫痫患儿制定个体化的药物治疗方案。

1. 选药原则

在应用药物治疗时,一般应遵循以下几个原则。

● 确诊后尽量早期开始正规治疗。

● 根据发作类型选药。癫痫发作类型较多,应根据不同发作类型,选用不同的药物。

● 治疗先由一种药物开始。顽固的、难控制的发作可用两种以上药物。也有研究者认为,如果预测癫痫病人的发作得到控制时最终会使用2种抗癫痫药物,则会在早期同时使用2种药物相互作用控制发作,目的是将抗癫痫药物的不良反应控制在下限。

● 从小量开始,及时调整药量。注意个体差异及年龄特点,从小剂量开始,必要时逐渐加量,直到发作完全被控制。发作控制后也要根据小儿体重变化,参考药物血浓度及时调整药量。

● 服药要规律。为了保证药物在血中的浓度尽量稳定,服药要规律。要长期不间断地服药,服药方法根据药物的半衰期选择服药时间,尽量简单化,以保证正常生活。

● 疗程要长,停药过程要慢。癫痫是慢性病,须长期服药。一般主张在发作停止以后(而不是在用药开始以后),继续再服药 2~4 年。按医嘱复诊,根据检查结果,在医生的指导下经过 6 个月至 1 年的减药过程,最后停药。

● 定期复查,注意药物毒性和不良反应。

2. 选药规律及经验

要想选药正确,首先要判断出孩子的发作类型。这需要家长提供正确的病史,特别是有关发作时的表现。带孩子来看病时,要尽量带着在家照看孩子的家属来,这样能准确描述孩子的发作情况。如果是住院了,孩子发作时要及时通知医生,让医生能观察到发作的情况。脑电图资料也非常重要,进行录像脑电图检查,可以把孩子的发作情况记录下来,同时有同步脑电图记录,可以将脑电图和录像对照起来判断发作的类型。当发作类型了解清楚后,就可以开始选择药物了。

现参考我国 2007 年中国抗癫痫协会组织国内部分专家编写的《癫痫治疗指南》及笔者科室经验介绍一下选药的规律,排列在前的是首选药物,之后按选用的机会由大到小依次排列。

强直阵挛发作 丙戊酸钠、苯妥英钠、苯巴比妥、左乙拉西坦、托吡酯。

失神小发作 丙戊酸钠、拉莫三嗪、氯硝西泮、托吡酯。

肌阵挛 丙戊酸钠、托吡酯、左乙拉西坦、拉莫三嗪、氯硝西泮。

失张力发作 丙戊酸钠、拉莫三嗪、左乙拉西坦、托吡酯、氯硝西泮、苯巴比妥。

强直发作 丙戊酸钠、左乙拉西坦、氯硝西泮、拉莫三嗪、托吡酯、苯巴比妥。

部分性发作（伴有或不伴有继发全身强制痉挛发作） 卡马西平、丙戊酸钠、奥卡西平、拉莫三嗪、左乙拉西坦、托吡酯、苯妥英钠、苯巴比妥。

婴儿痉挛 促肾上腺皮质激素（ACTH）或泼尼松、硝西泮、氯硝西泮、丙戊酸钠、托吡酯、拉莫三嗪。

需强调的一点是，以上顺序不是绝对的，还要根据孩子体质、以往治疗用药的情况，以及药源、家庭经济情况等各方面综合考虑，决定孩子的用药情况。

3. 用药不良反应

任何药物都有不良反应，中药、西药都不例外。具体到每个人，由于体质、用药时间长短、用药剂量及对药物的敏感性不同，每个人的情况又不一样。不良反应主要有可耐受的不良反应，和不能耐受的不良反应。可耐受的不良反应即用药后出现的不良反应

癫痫儿童居家护理备要

轻微,对人体危害不大,无须停药,可自行消失或适当治疗后消失。不能耐受的不良反应,多与体质特殊或药物使用不当有关。过敏体质的人容易出现药物过敏反应,使用不当的情况有剂量过大或疗程过长等。

抗癫痫药常见不良反应:

● 消化系统反应如恶心、呕吐、腹痛、肝功能损害等。

● 神经系统反应有头晕、头痛、睡眠增多等。

● 血常规方面表现为贫血、白细胞和血小板减少等。

● 泌尿系统表现为血尿、肾功能损害。

此外还可有皮疹、发热、咽喉肿痛、淋巴结肿大等。

对于抗癫痫药物的不良反应要尽量减少到最小,药物选择要从小剂量开始,逐渐加量,争取用最小的剂量达到最佳的效果,而且不产生严重的不良反应。有些药品如卡马西平、奥卡西平、拉莫三嗪等容易出现皮疹的药品,开始用量一定要从小剂量开始,逐渐加量,密切观察是否出现皮疹。如发现皮疹,应立即停药,并加用抗过敏药甚至同时应用肾上腺糖皮质激素。在应用的过程中,要定期检查肝、肾功能及造血系统,对一些传统的抗癫痫药还要定期检查血药浓度。

用药后,要注意观察孩子的反应,许多家长

都不知晓抗癫痫药物的不良反应,以至于孩子出现了一些严重的并发症。下面笔者将常见的抗癫痫药的不良反应呈现给大家,希望能有所帮助。

常见抗癫痫药的不良反应

药名	不良反应
卡马西平	头晕、嗜睡、乏力、恶心、呕吐,偶见粒细胞减少、可逆性的血小板减少,甚至引起再生障碍性贫血和中毒性肝炎等。部分患儿可引起皮疹,罕见病例出现剥脱性皮炎
丙戊酸钠	胃肠道反应,少数病人可出现淋巴细胞增多、血小板减少、脱发、思睡、无力、共济失调。少数患儿出现肝脏毒性,发现后应及时停药处理
苯巴比妥	嗜睡和困倦,对儿童来讲更常见是兴奋不安,活动过多
苯妥英钠	与药物剂量有关的毒性反应如胃肠道不适,恶心、呕吐、胃痛、便秘等。神经系统反应也较多,如头痛、眩晕、眼球震颤、失眠、精神错乱、运动失调、视觉模糊甚至发作增多 不良反应在减药和停药后可以消失 长期服用可以发生慢性毒性反应,引起牙龈增生、皮肤粗糙、多毛症、软骨病、免疫功能障碍。慢性中毒还可以使记忆力减退、注意力不集中、小脑萎缩、言语障碍、人格改变等,其他过敏反应为皮肤瘙痒、皮疹、肝功能受损、血小板减少、贫血等

续表

药名	不良反应
奥卡西平	疲劳、无力、轻微头晕、头痛、嗜睡、不安、记忆力受损、淡漠等神经系统症状。恶心、呕吐，便秘、腹泻、腹痛等消化系统症状。少部分人有过敏反应,包括 Stevens-Johnson 综合征,系统性红斑狼疮
托吡酯	头晕、困倦、共济失调、淡漠、注意力不集中、感觉异常、焦虑、体重减轻和泌尿系结石等
拉莫三嗪	头痛、失眠、复视、皮疹、恶心、不安、肝损害、皮疹等
唑尼沙胺	精神行为异常、肾结石等
左乙拉西坦	长期应用左乙拉西坦主要的不良反应有意外伤害、感染、头痛、嗜睡、乏力和头晕

居家护理安全提示

　　大部分癫痫是可以用药物控制的,药物治疗大约能控制 70%~80% 的癫痫发作,另 20% 左右的患儿抗癫痫药物难以控制。临床实践经验证明,坚持服药时间越长,停药后复发的机会就越小。患儿与家属的密切配合对治愈取得成功起着非常重要的作用。控制 3~5 年后,特发性全面性发作复发的机会较少。

　　儿童期失神癫痫通常药物治疗反应好,2 年后可望停止药物治疗,青少年肌阵挛癫痫虽然易被丙戊酸钠控制,但停药极易复发;良性中央回癫痫预后较好。继发性癫痫虽然治疗时间要比原发性的长一些,但如果病灶小,位置未在重要功能区域,通过其他治疗手段消除了病灶,数年内治愈也是可能的。

需要强调的是:①按时服药不间断。②注意配合治疗。③长期无发作且脑电图正常后,也不能突然停药,须逐步减量服用,减药不宜过快,应在医生指导下进行,以巩固治疗效果。对一小部分患儿的癫痫发作,药物治疗是难以控制的,称为难治性癫痫。某些药物难以控制的癫痫,可以考虑外科手术治疗。

居家照顾孩子时,要注意观察用药后的反应。如果您发现孩子用药后出现了任何问题,都应该及时带着孩子来就诊。特别要指出的是,并不是说明书上所列的不良反应,每个用药的人都会出现。当然,也不是说出现不良反应的人会出现说明书上所列举的全部不良反应。事实上,出现不良反应的只是少数人,而多数人是不会出现不良反应的。任何药物都有不良反应是针对用过该药的所有人作为一个整体来说的,不是说每个用药的人都要出现不良反应。

居家护理安全提示

● 按时服药不间断。

● 注意配合治疗。

● 长期无发作且脑电图正常后，也不能突然停药，须逐步减量服用，减药不宜过快，应在医生指导下进行，以巩固治疗效果。

● 并不是说明书上所列的不良反应，每个用药的人都会出现，也不是说出现不良反应的人会出现说明书上所列举的全部不良反应。

第二节　非药物治疗

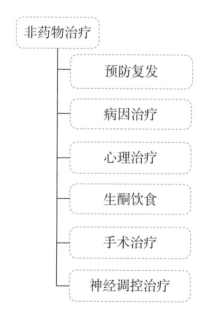

1. 预防复发

在治疗过程中,应进一步寻找癫痫的病因和发作诱因。

引起癫痫发作的继发病因和促发因素很多,如颅脑外伤,中枢神经系统感染,全身性感染,高热,疲劳,惊吓,过度兴奋,暴饮暴食,睡眠剥夺,精神压抑以及有害的声、光、触刺激等。还要注意许多影响惊厥发作的生理和病理因素,如有些青春期的女孩或成年女性因月经期的激素变化可以影响发作阈值的改变和抗癫痫药的代谢。同时应用抗生素、抗过敏药、抗精神病药或抗哮喘药物能够改变惊厥阈值等。

应采取措施避免诱因,减少癫痫复发的几率。

2. 病因治疗

针对病因进行特异性治疗是癫痫治愈的关键,因此对各种类型的癫痫都要尽量寻找病因。

如临床主要表现为癫痫和智力低下的苯丙酮尿症(PKU),可给予低苯丙氨酸饮食;吡哆醇依赖性惊厥则必须补充维生素 B6;畸形、疤痕、肿瘤、囊肿等致痫病灶可行外科手术切除。

3. 心理治疗

心理治疗就是心理调适或精神疗法。即通过引导和劝慰,精神干预及行为修饰,使癫痫患儿恢复对环境的正常适应性,达到治疗目的的一种方法。

常用的心理治疗有行为疗法、生物反馈法、催眠疗法和认知疗法等。人的感知、注意、记忆、想象、思维、语言能力、意志、情感、活动气质与品格表现等,都属于心理现象。

4. 生酮饮食

生酮饮食疗法是一种用高脂肪、适量蛋白质和低碳水化合物的饮食来治疗儿童难治性癫痫的方法。

正常饮食的主要成分是碳水化合物和蛋白质,生酮饮食的主要成分是脂肪,食用这种特殊的饮食后,机体内可产生一种叫酮体的物质,这种物质进入脑内,可起到控制癫痫发作的作用。

生酮饮食的治疗也同药物治疗一样,有一些不良反应;治疗疗程也同药物一样,可根据发作的情况决定治疗的疗程和停药的时间。

适应证:各种类型的药物难治性癫痫及癫痫综合征,如局灶性癫痫、肌阵挛性癫痫、继发性的全面强直阵挛发作、West 综合征、Lennox-Gastaut 综合征等。

适用于年龄在 2-10 岁之间,男女均可。也用于那些对于抗癫痫药物的治疗有效,但难以忍受药物不良反应的患儿。

禁忌证:患有进行性的中枢神经系统疾病;非病性发作或假性癫痫发作;患有遗传代谢病;患有严重的心、肝、肾或血液系统疾病,尤其是肾结石患儿;严重的智能障碍不能接受静脉输液治疗的;严重的营养不良伴生长发育迟缓者。

生酮饮食疗法可使 30%~60% 的癫痫患儿发作减少或发作停止,宣武医院的癫痫中心已开始应用这种饮食疗法,收到了较好的效果。

关于生酮饮食疗法所需时间

生酮饮食坚持 3 个月后,如果无效,每周减小生酮饮食的比例,第一周为 4:1,第二周 3:1,第三周 2:1,直到酮症消失,才可以吃回正常饮食。

坚持 3 个月后,如果有效,继续坚持 1~2 年,然后将饮食比例逐渐降低到 3:1 至 2:1 至 1:1,直到恢复正常饮食。这期间,如果有发作,可以很容易地提高饮食比例。

目前我们坚持生酮饮食最久的是5年。国外报道有患儿坚持6年后才吃回正常饮食。对于完全控制发作的儿童,停止饮食之前应该进行常规脑电图检查和临床资料的评估。

如果孩子是葡萄糖转运蛋白1(GLUT-1)缺乏症或丙酮酸脱氢酶缺乏症(PDHD),则需要坚持更久。

居家护理安全提示

在启动生酮饮食的时候,一般要求继续维持原有的抗癫痫药。生酮饮食类似添加一种新的抗癫痫药,是否成功主要取决于孩子的适应情况,家长的信心与坚持、生酮饮食的制作、疗效等。

笔者就见过一位孩子对普通饮食很挑剔,身体瘦弱,开始生酮饮食后,食欲更是下降,不愿意吃,家长怎样哄也无效,最终生酮饮食失败。也见过家长很有信心,能坚持给孩子吃生酮饮食,因家里的老人看着孩子不能和其他家人一样的吃饭,每次孩子吃生酮饮食都很费劲,老人不忍心,家里几经矛盾、争执后放弃了生酮饮食。也遇到过一个非常成功的案例,孩子很能配合这种特殊饮食,家长尽心尽责,每日三餐做这种特殊的饭菜,孩子上学后怕孩子在学校偷吃零食、糖等,每日陪同孩子上课,坚持了1年多,孩子没有发作,取得了很好的效果。

住院调理 生酮饮食住院时间为1~2周,通过调整每餐进食的热卡、比例、时间,使酮体稳定后即可出院。一般吃够5天后,家长可以选择复查,或者回家后1~2周内复查血、尿、便常规,血生化,抗癫痫药物的血药浓度。

居家注意 回家后,家长要细心记录,为了方便家长记忆,特归纳如下。

频次	内容
每日	癫痫发作日记,家长要记录患儿每天的发作次数和不良反应,尿酮
每周	测量身高、体重
每月	复诊
每季度	血生化,血、尿、便常规,微量元素,肾脏超声
每半年	脑电图

对于婴儿和营养缺乏的高危患儿,需要更经常去门诊复查。

在吃生酮饮食的过程中,以下问题要提醒家长和孩子注意:

● 呕吐、腹泻、腹痛可能是中链脂肪引起的胃肠道反应,或者是总脂肪含量高导致,此时可以尝试以下方法缓解:①饭前用山莨菪碱预防;②尝试其他口味的生酮奶或生酮产品,比如咸味的奶或饼干不容易引起呕吐;③如果严重,可以降低饮食比例。

● 要注意牙膏的含糖量,选用低糖或者无糖牙膏。

● 避免使用护肤品,很多护肤品都含碳水化合物。如果确实需要,可以用纯甘油。

● 孩子患有其他疾病时,选不含糖或者含糖量低的药物,尽量避免使用糖浆、冲剂、颗粒剂,可以选用片剂和胶囊剂。如需静脉滴注,尽量选用生理盐水,不能用葡萄糖。如有必要,可以暂停生酮饮食,以其他疾病的治疗为主。

● 孩子可以吃零食,但零食的热卡要计算在总热卡内。每天零食的热卡不要超过100大卡。零食尽量使用坚果类,如核桃自然的比例就是3:1;松子接近4:1;夏威夷果其自然比例就是4:1。每克含8大卡的热量,是最理想的生酮零食。

● 继续补充各种维生素(维生素 B1、B2、B6,维生素 D 和钙剂)。

5. 手术治疗

癫痫是由于脑神经细胞反复异常放电引起的各种症状。异常放电可以起源于大脑的不同部位。异常放电出现后可以在大脑表面扩散传导。异常放电起始的部位不同和扩散路径的不一致导致了临床表现的千差万别。癫痫异常放电可以起始于大脑皮层的一个部分，仅在很小的范围内扩散，也可以向脑部其他区域扩散。这种异常放电在临床上表现为局灶性发作。所以，异常放电的起始区就是引起癫痫发作的癫痫灶，如果能够利用手术的方法切除引起发作的癫痫灶，就可以控制癫痫发作。

我的孩子需要手术治疗吗？

对于手术治疗，家长们要知道，不是孩子一旦确诊为癫痫，就要进行手术治疗，什么样的癫痫患儿能进行手术，是有指征的。

让我们先了解一下什么样的癫痫患儿可以选择手术作为治疗方案。一般我们认为，药物治疗癫痫患儿控制不理想的，可以考虑通过手术治疗达到控制癫痫发作的目的。

目前以癫痫发作是否影响患儿的生活质量为标准。一般手术患者的选择标准为：

① 局限性发作。

② 正规药物治疗无效，2 年以上仍无缓解趋势。

③ 癫痫发作严重影响患儿的生活质量。

④ 病人的身体和精神状态能配合完成术前评价和术后康复者。

⑤ 致癫痫的病灶不在脑的重要功能区，手术不会给病人带来明显残疾的。

⑥ 经 CT、核磁共振(MRI)等检查发现脑部有明确病灶,脑电图可定位致痫灶,可经手术切除者。在严格掌握手术适应证的基础上,根据病人的不同情况选择不同的手术方法。

应该为孩子选哪一种手术方式?

选取哪种手术方式,也是家长们最为关心的。手术方式的选择是根据孩子的发作形式、脑电图、核磁、脑磁图等检查结果,内、外科医生讨论后制定的方案。

常见的手术方式有以下 7 种,笔者给各位家长简要介绍一下:

● **脑皮质致痫灶切除术** 该手术较常用,也是效果较好的方法。如脑部有明显的占位病变如肿瘤、脑脓肿、炎性病灶、血管畸形、脑囊肿等,或者虽然没有明确的病灶但癫痫灶位于新皮层的患儿,经脑电监测证实后切除致痫灶和(或)病灶,手术后约 60%~90% 的癫痫可以治愈。

● **前颞叶切除术** 目前应用最多的手术方法,适用于颞叶癫痫的患儿,如果定位准确,约 80% 以上的病人手术后癫痫发作可完全停止。且很少引起功能损伤。

● **选择性杏仁核、海马切除术** 如果对颞叶内侧癫痫患儿选择性切除杏仁核和海马,则可以避免颞叶新皮层的损伤。癫痫完全控制率为 42.85%，有效率为 85.71%。

● **大脑半球切除术** 适用于顽固性癫痫、致痫灶累及大部或全部一侧大脑半球的患儿，且对侧已有功能代偿。Wada 试验等证实言语中枢位于健侧半球者。癫痫控制和有效率近 100%。

● **胼胝体切开术** 胼胝体是连接左右大脑半球的神经组织，是癫痫放电向对侧传导的连接纤维，将其切断的目的就是将癫痫放电限制在异常的一侧，并对其放电有一定的抑制作用，使癫痫发作局限。此手术较适用于致痫灶广泛、多发或位于重要功能区不能切除者。手术后仅 5%~10% 停止发作，65%~75% 明显改善，也有个别病人发作增加。

● **多处软膜下横纤维切断术** 手术在多处软脑膜下切断神经元的横向纤维，以阻断癫痫病灶神经元同步放电的扩散。主要适用于癫痫灶位于重要功能区的难治性癫痫。

● **立体定向手术** 此手术优点是不需开颅、对脑组织损伤小，但对定位的精确性要求较高。手术的目的是通过立体定向破坏致癫痫的神经核团、癫痫放电扩散神经纤维。一些不适合开颅手术的难治性癫痫可选用此手术治疗，目前疗效有待进一步观察。

● **慢性电刺激术和迷走神经刺激术** 慢性脑

刺激术是将特制的深部脑刺激电极,放置于双侧小脑皮层的前叶、后叶、丘脑、丘脑底核等部位,通过埋于皮下的刺激发生装置刺激这些神经结构,从而达到减少癫痫病发作的目的。此方法较适用于全身性或双侧颞叶有病灶的患儿,临床疗效可达 70%。

迷走神经刺激术是将微型刺激器埋植在左锁骨下皮下组织,将电极经皮下隧道引入颈下部,缠绕在迷走神经上,通过刺激该神经抑制癫痫发作,有效率在 50%~75% 不等。

居家护理安全提示

如果孩子出院时伤口仍然覆盖敷料,请保持伤口敷料的清洁干燥,避免牵拉伤口引起出血。

合理膳食,尤其增加鱼、虾、蛋、绿色蔬菜等,以补充抗癫痫药引起的体内钙、叶酸、维生素 K、维生素 B6 的缺乏,禁食咖啡等刺激性物品。

头部手术一般术后 5~8 天拆线,拆线前防止头皮遇水感染,拆线后待切口及周围的线孔完全结痂脱落后再洗头。

癫痫手术后一般需继续服用抗癫痫药 3 年以上,用药必须在医师指导下进行。在长期规律用药的同时,应定期监测血药浓度,以保持稳定的血药浓度。

孩子不宜单独外出,需有人陪伴,随身在外套口袋携带有姓名、诊断、联系电话的卡片,以便急救时使用。

迷走神经刺激术因手术切口小,患儿于术后5天行左颈部切口拆线,术后2周行左腋部切口拆线并来医院门诊调试开机,并于调试后1个月、3个月、6个月、1年复诊。如有特殊情况应及时就诊。

6. 神经调控治疗

神经调控治疗是近年新兴的癫痫治疗技术,通过电磁刺激的方法,调控神经元的兴奋性,达到治疗癫痫的目的,为神经调控治疗中枢神经系统疾病打开了新的一页。

目前,神经调控治疗癫痫已经成为最有发展前景的治疗方法之一。神经电调控技术分为有创性的脑深部电刺激术、迷走神经刺激术以及无创性的经颅磁刺激(rTMS)、经颅直流电刺激(tDCS)。

经颅磁刺激

经颅磁刺激的原理是低频经颅磁刺激可以降低刺激部位大脑皮层的兴奋性,从而达到控制癫痫发作的目的。已有多项研究显示经颅磁刺激治疗可使癫痫发作及脑电图痫样放电有不同程度地减少,因此其对癫痫的治疗作用也越来越被人们所关注。

优势：可以进行功能区致痫灶的刺激治疗，对认知功能无影响，安全性高，多疗程效果更好，治疗费用低廉，患儿容易接受。

治疗时间：每一个疗程需要 10 天，每次治疗要持续 30 分钟到 1 个小时，每个疗程之间要相隔一个月。治疗期间最好不调药（如需调药请咨询相关医生，不得擅自调药）。每个人最少要坚持 4 个疗程，如有持续状态停止治疗。

禁忌证：颅内金属异物、颅内高压、妊娠、安装心脏起搏器、使用三环类抗抑郁药物、局灶性或者全面性脑病、脑外伤、脑血管病的急性期。

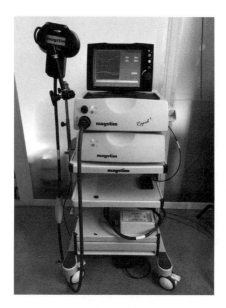

经颅磁刺激仪器

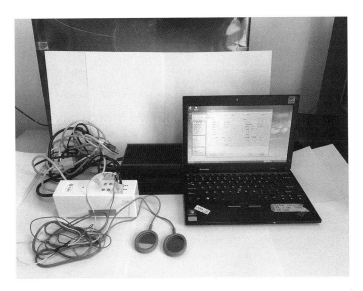

经颅直流电刺激仪器

经颅直流电刺激

经颅直流电刺激的原理是通过与头皮相连的电极加载弱的电流,影响神经元的静息膜电位,从而调节神经元的兴奋性。负极刺激降低局部皮层神经元的兴奋性,因此应用负极刺激可以达到抑制痫样放电和癫痫发作的目的。

从现有研究结果来看,经颅直流电刺激具备良好的安全和耐受性,仅在刚接通电流时会有一过性麻刺感、痒感,刺激电极下皮肤发红等,但均为短暂、可逆的。

每1个疗程14天,每天刺激20~40分钟,每个疗程间隔1个月,治疗过程中尽量不要调药(如需调药请咨询相关医生,不得擅自调药)。每位患者最少坚持4个疗程,如有持续状态需要停止治疗。

居家护理安全提示

遵医嘱按时进行治疗。

居家仍然继续服用抗癫痫药,治疗期间一般不调药,如需调药请咨询相关医生,不得擅自调药。

每日记录发作次数、发作持续时间、发作形式。如有癫痫持续状态请立即送医院给予急救。

如果孩子的发作会引起安全意外,请按照"第一章 癫痫发作形式及居家护理安全提示"去照顾孩子。

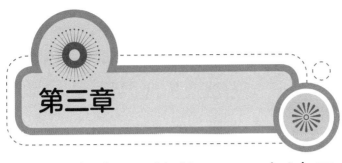

第三章

小儿常见药物服用方法及居家护理指导

　　孩子得了癫痫可能需要长期服药。在服药过程中,笔者发现孩子和家长存在着很多误区或者是不解的地方,如抗癫痫药的服药时间不正确、缓释片碾碎、水剂的量不准确等。尤其是当孩子有其他疾病时,类似的问题就更加突出,许多家长不知道怎么安排服药的顺序,甚至服药方法也是错误的。

　　结合笔者工作经验,介绍抗癫痫药及儿科常见药物正确服用方法,希望能给家长们一些帮助。

第一节 抗癫痫药的服用
方法及护理指导

所有抗癫痫药物不能随意加、减药量,需按时、按量服药。如遇特殊情况,请及时就医。水剂尽量使用注射器抽取。

抗癫痫药如漏 1 次或错过用药时间,应在记起时立即补用。若已经超过了数小时或接近下一次用药时间,则无须补用,应按常规使用下次剂量。请勿一次使用双倍剂量。

倘若多吃了一顿药也不必担心,只要没有什么特殊不适,多吃一顿一般不会造成什么影响。因为药物的有效浓度都是在一段有效范围之内波动的,多服一顿药不会对血药浓度产生剧烈影响。因此只要及时发现,下次按照正常方法服用就行了。

许多家长都会觉得孩子吃药必须在吃完饭后才能行,可是孩子开始吃饭的时间以及吃饭持续的时间都不规律,这就导致了抗癫痫药物不能在固定的时间服下,不能很好地维持体内的血药浓度。由于胃内食物可能会稀释或吸附药物,或与药物结合。胃肠道内的食物可影响肠黏膜毛细血管的血流量,从而影响药物的吸收。如丙戊酸钠餐后吸收延缓,苯妥英钠与食物同进时吸收加快,卡马西平和食物同用时可增强吸收。家长需注意不是所有的药均需要饭后服用。药物如何服用应严格遵照医嘱进行。

笔者结合各类抗癫痫药物的说明书,特将抗癫痫药物的服药方法介绍如下。

抗癫痫药物的服药方法

常用抗癫痫药	服药正确方法
奥卡西平(曲莱)	可以空腹或与食物一起服用
卡马西平	可以用餐时、用餐后服用
丙戊酸钠缓释片(德巴金)	缓释片不可碾碎。如需分药,缓释片只可掰成两半,不能再细分。如需碾碎,可用口服溶液代替。用餐时或用餐后服药影响不大。服用时应避免合用阿司匹林。丙戊酸钠缓释片一般每12小时服用一次,丙戊酸钠普通片可以每8小时吃一次,两种不同剂型一定要注意区分
拉莫三嗪(利必通)	用餐时或用餐后服药影响不大
氯硝西泮	用餐时或用餐后服药影响不大
左乙拉西坦(开浦兰)	空腹或与食物一起服用
苯巴比妥	用餐时或用餐后服药影响不大
托吡酯(妥泰)	患儿应每日要少量多次喝水。因托吡酯会影响泌汗功能,会导致基础体温升高

许多家长带孩子复查、看病时,经常买很多药回去,但是服用的药物需要在有效期范围内。另外,不同的厂家、不同批号之间的药品含量、有效期都不一样;即便是同一厂家的药品存放时间过长难免会影响药效。因此,不建议家长一次性购买2年以上的药品。

关于居家饮食建议

在临床中,有很多家长经常问笔者,饮食对药物治疗癫痫是否会有影响。有些家长认为某些食物可能会引起癫痫,因而对孩子有很多限制。比如不许吃肉、鸡蛋、虾等,这些都是没有科学根据的。

癫痫患儿应与一般人一样,应吃家常便饭,而且食品应多样化,米饭、面食、肥肉、瘦肉、鸡蛋、牛奶、水果、蔬菜、鱼、虾等都要多吃一点。饮食无须任何禁忌,但要记住饮食要有规律,以清淡为主。

因此,必须合理营养,饮食有节,避免过饱或过饥或一次性大量饮水。一次性大量饮水,相当于将血液中的血药浓度稀释降低了,会导致血药浓度的波动,严重时会导致发作。

另外,喝浓茶、食用含大量咖啡因的食品均可使癫痫发作,故应禁食。大量饮酒能诱发癫痫,慢性酒精中毒可引起大脑皮层结构和功能改变,从而使癫痫发作。酒精还可加速抗癫痫药物的代谢,降低血浓度从而降低疗效。因此,癫痫患儿应禁饮一切酒类和含酒精的饮料。
● ● ● ● ● ● ● ● ●

第二节　其他常用药品服用方法及护理指导

1. 退热药

小儿常用退热药有两种,泰诺林(对乙酰氨基酚)和美林(布洛芬混悬液)。具体服用方法与护理要点如下:

● 退热药4~6小时服1次,24小时不超过4次。需要时可与牛奶、果汁同服。

● 服药后,多喝水,以免因大量出汗,使体温剧降而引起虚脱。

● 按时按量服用,不能随意加大剂量或缩短给药时间。

● 用于止疼不宜超过5天,用于退热不宜超过3天。

● 每次用药约30分钟至1小时后再测体温。

2. 止咳糖浆

常见的小儿止咳糖浆有复方福尔可定口服溶

液（澳特斯）和小儿消积止咳口服液（中成药）。

● 止咳糖浆对呼吸道黏膜有安抚作用，服用后不宜立即饮水，以免冲淡药液、降低疗效。如孩子必须要喝水，避免在服药后的 5 分钟内喝水。

● 同时服用多种药物时，止咳糖浆最后服用。

3. 祛痰药

● **盐酸氨溴索口服溶液（沐舒坦）** 最好在进餐时服用，不能与中枢镇咳药同服，以免稀化的痰液堵塞气道。

● **复方鲜竹沥液（中成药）** 忌辛辣、生冷、油腻的食物，服药期间不宜同时服用滋补性的中药。

4. 健胃药

● **多潘立酮片（吗丁啉）** 饭前 30 分钟服药。

5. 调节肠道菌群药

调节肠道菌群的药物常用有枯草杆菌肠球菌二联活菌颗粒（妈咪爱）、地衣芽孢杆菌活菌胶囊（整肠生）、双歧杆菌三联活菌散（培菲康）三种药。现将具体注意事项列表如下。

调节肠道菌群药服用方法及护理指导

药物名称	服用方法及护理指导
枯草杆菌肠球菌二联活菌颗粒(妈咪爱)	• 可直接服用,也可温开水或与牛奶冲服,水温40℃以下 • 三岁以下患儿禁直接(倒嘴里)服用,防止呛咳 • 与抗菌药间隔3小时 • 室温下避光、干燥保存
地衣芽孢杆菌活菌胶囊(整肠生)	• 服用本品时应避免与抗菌药合用,对吞咽困难者,服用时可打开胶囊,将药粉加入少量温开水或奶液混合后服用 • 溶解时水温不宜高于40℃ • 与抗菌药间隔3小时 • 室温下避光、干燥保存
双歧杆菌三联活菌散(培菲康)	• 本品为活菌制剂,切勿将本品置于高温处,在家储存时宜放置在冰箱的冷藏室内(2~8℃) • 溶解时水温不宜高于40℃ • 服用本品时应避免与抗菌药合用,对吞咽困难者,服用时可打开胶囊,将药粉加入少量温开水或奶液混合后服用 • 与抗菌药间隔3小时

6. 止泻药

止泻药常用药物为蒙脱石散(思密达)(3g/ 袋)。

服用方法:每次 1 袋,倒入 50ml 温开水中,(半袋放入 25ml 水)搅匀后服用,水量不宜增加或减少,以免影响药物的作用。

护理指导:

● 宜应在两餐之间服用。

● 如需服用其他药物,建议与蒙脱石散(思密达),间隔一段时间。最好在服用蒙脱石散(思密达)之前 1 小时或者之后 2 小时再服用其他药物。

7. 抗生素

大部分口服头孢类抗生素是安全的,如头孢拉定、头孢克洛、头孢克肟等。静脉用头孢菌素不一定安全,需要查询说明书。

大部分大环内酯类药物可以安全服用,如红霉素、阿奇霉素等,但这类药物可抑制苯妥英钠、卡马西平、丙戊酸钠代谢,使用后血药浓度升高而发生过量或毒性反应,服用时需注意观察孩子的情况。

癫痫患儿禁用"青霉素类"或"沙星类"(喹诺酮类)抗生素。青霉素能抑制 γ- 氨基丁酸(GABA)

能神经元,使内源性抑制性突触活动减弱。同时谷氨酸或乙酰胆碱介导的神经细胞兴奋性增强导致癫痫发作性放电的产生及维持。喹诺酮类药物与 γ - 氨基丁酸受体结合时可阻断 γ - 氨基丁酸受体与天然配体的连接,造成中枢神经兴奋性增高,诱发癫痫。

使用抗生素需要注意以下几点:

● 按时、按量服用抗生素。

● 不能与调节肠道菌群药同服。

常用小儿抗生素服用方法:

● **头孢克洛干糖浆(希刻劳)** 空腹口服,吸收最好。

● **阿奇霉素(希舒美)** 饭前 1 小时或饭后 2 小时服用。

8. 铁剂

● 不应与浓茶同服。

● 宜在饭后或饭时服用,以减轻胃部刺激。

9. 维生素 D+ 钙

● 钙不要与主餐同吃,与主餐隔开半小时服用,不要与奶混在一起。

- 睡前服用钙片效果更佳。

- 补充足量维生素 D,可采取晒太阳和服用鱼肝油。

- 儿童预防补钙:维生素 D+ 钙补到 2 岁。

10. 清热解毒药物(中成药)

- **黄栀花口服液** 饭后服,忌辛辣、生冷、油腻的食物,服药期间不宜同时服用滋补性的中药。

- **双花口服液** 忌辛辣、生冷、油腻的食物,服药期间不宜同时服用滋补性的中药。

- **小儿感冒清热颗粒** 忌辛辣、生冷、油腻的食物,服药期间不宜同时服用滋补性的中药。

- **小儿豉翘颗粒** 忌辛辣、生冷、油腻的食物,服药期间不宜同时服用滋补性的中药。

- **蓝芩口服液** 忌烟酒、辛辣、鱼腥食物,服药期间不宜同时服用温补性中药。

中药与西药到底能否一起吃?

需要看孩子所服用的中药成分与西药成分有无相互作用,如果您不放心,中、西药请间隔半个小时。

以上这些药物均为笔者所在医院(宣武医院)儿科常见、常用药物,本文选取具有代表性的药品简要介绍,并未一一列全。

如果您遇到不熟悉的药物,为了保证患儿的安全,家长们要学会查询药物说明书。注意说明书中是否有标注可能会诱发癫痫发作,查看药物是否能与抗癫痫药物同时服用,注意查看药物之间的相互作用,或者请您咨询医生或药师。如,癫痫患儿服用丙戊酸,在吃左卡尼汀(降低血氨)时,应注意请在孩子用餐时服用左卡尼汀。

当您带着孩子看病时,一定要告诉主治医生,孩子患有癫痫,不能使用青霉素或喹诺酮类抗生素。一定要问清楚,医生给您开的药物与抗癫痫药物间是否相互影响。

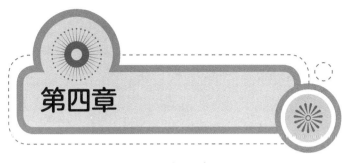

第四章

癫痫患儿的智力

癫痫是儿科常见的神经系统慢性疾病,有相当一部分患儿存在暂时或永久的认知功能损伤。癫痫对儿童认知功能影响远较成人明显,严重影响儿童生活质量,故越来越受到大家的重视。

什么是智力?

智力是各种认知能力的总和。各个领域对认知的概念认识有不同的看法,简单点说,认知是人类对外界事物的全面感知,是人类在不断进化过程中运用信息来适应环境的能力,包括感觉、知觉、思维、注意、记忆、判断、推理、学习等心理过程。认知功能是指人们熟练运用知识的能力,包括学习新知识的能力和从丰富的知识库中追忆知识的能力,如计算能力、抽象概括能力、判断事物之间的相似性与差别的能力等。

在儿童认知功能领域,认知的发展有着独特的思想。根据儿童不同年龄段,认知发育可以分为感知运动阶段、前运算阶段、具体运算阶段及形式运算阶段。

感知运动阶段(0-2岁) 这个阶段主要为基本反射的形成、环境探索及模仿动作。

前运算阶段(2-7岁) 该阶段表现为表象思维,缺乏一般意义的概况能力。

具体运算阶段(7-11岁) 该阶段表现为抽象思维,进行可逆的心理运算。

形式运算阶段(>12岁) 该阶段表现为命题假设、抽象思维。

根据儿童认知发育规律及神经心理测试结果,以发育商(DQ)为指标,将儿童认知功能障碍分为正常状态(DQ>85),边界状态(76≤DQ≤85),轻度认知迟缓(55≤DQ≤75),中—重度认知迟缓(DO≤54),以及不能分类(不能进行测试)。

正常人的认知水平受到多种因素的影响,癫痫患儿认知变化更复杂,受到影响因素更多。在儿童,判断认知功能障碍,除需要考虑上述众多因素外,还需考虑儿童的生长发育问题。不同年龄段的认知特点不同,导致各个不同年龄段癫痫患儿的认知功能也不尽相同,比如发生在婴幼儿时期的癫痫,其认知发育水平较学龄前癫痫儿童认知有明显迟缓。

癫痫患儿中，认知功能的损害很常见，可表现为记忆受损、智能下降、注意力下降等。癫痫具有病因复杂、病程和治疗时间长、共患病多等特点，易于发生认知功能的改变，多数孩子在幼年期起病。对患儿而言，认知功能损害在一定程度上比癫痫本身更痛苦。

认知功能状况与癫痫孩子的远期预后密切相关。儿童神经系统处于不断发育过程中，发育中的脑对癫痫具有易感性。我们知道，儿童癫痫年发病率高于成人(151/10 万 VS 35/10 万)，即使是成人癫痫亦有近 50% 起病在 15 岁之前，智能体格快速发育的婴幼儿期更是癫痫发病的第一个高峰期。因此，在儿童癫痫的诊治过程中应密切关注孩子认知功能变化。

第一节　认知功能水平评估

在门诊就诊或者住院治疗的癫痫患儿中，经常听到家长说孩子的记忆力减退或学习困难。判断癫痫患儿的认知功能水平，在临床实践中是比较困难的，所以神经心理学的评估结果通常被作为认知功能损害的唯一可用的证据，但常受到患者主观感觉的影响,不同的操作者对结果也可能有影响。目前国内外较常使用的儿童工具量表有韦氏儿童智力量表、韦氏幼儿智力量表以及韦氏记忆量表等。

韦氏儿童智力量表

韦氏儿童智力量表包含从言语理解、知觉推理、工作记忆和加工速度四大分量表的索引得分以及一个全量表得分。细化的分类使得这一测验的结果有助于更精确的临床诊断。心理学工作者和特殊教育工作者可以更直观、更具体地判断出被试者是否在某一特定的认知功能方面有障碍或缺陷。

韦氏幼儿智力量表

韦氏幼儿智力量表是测量 2 岁半至 6 岁幼儿智力的量表。测验能够更加清晰地测量幼儿的言语和非言语能力,对智力的测量更加符合心理学理论的发展。根据幼儿的年龄施测不同的分测验,并且用不同的合成分数对幼儿的智力进行评估。2 岁半至 3 岁 11 个月的幼儿的总智商,由言语理解、知觉组织和工作记忆 3 个合成分数构成。而 4 岁至 7 岁半幼儿的总智商,则由言语理解、知觉组织、流体推理、工作记忆和加工速度 5 个合成分数构成。

这样的结构,更加符合幼儿阶段的认知能力发展特点,因而是对幼儿认知能力的最好测量。

韦氏记忆量表

韦氏记忆量表包括 7 个分测验,可测量以下几方面的记忆:个人经历、时间和空间定向、数字顺序关系、逻辑(理解)记忆、顺背和倒背数字、视觉再生和联想学习等。

第二节　癫痫儿童智力影响因素

癫痫儿童的智力障碍主要取决于脑损害程度

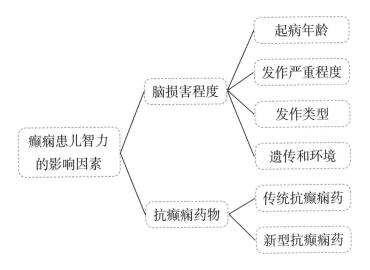

及长期服用抗癫痫药物的影响。癫痫儿童脑损害程度又与起病年龄、发作类型及发作严重程度有关,遗传和环境因素也有一定作用。

1. 脑损害的程度

起病年龄

儿童癫痫发作改变大脑的细胞连接和对神经递质反应性,因此极大可能会影响大脑发育。与成人相比,婴儿、儿童癫痫的发展有相对高的风险。有研究显示,发病年龄和病程是影响 3 岁以下癫痫患儿认知功能的主要因素。癫痫发病年龄早可能通过干扰脑的发育和长时间抑制有丝分裂、髓鞘生成,减少细胞数目和大小影响认知。幼年发病的患者,大脑各方面发育尚未完善,发作时神经细胞的异常放电及氧、葡萄糖代谢异常,使正在发育的神经细胞受损,导致中枢神经系统结构和生理上的改变,从而影响智能发育,造成认知功能损害。起病年龄越小,智力发育障碍越严重,代偿功能越差,导致偏离自然的生长发育轨道越远。

癫痫发作类型及发作严重程度

癫痫发作类型、发作原因、发作开始时的大脑发育情况决定了影响认知发展类型和严重程度。其根本原因是癫痫的发作延迟或停滞了大脑的发育,使其止于未成熟。大多儿童最终将出现长期认知、行为或神经系统的问题。人们常常不清楚这些问题是开始于癫痫发作之前或实际上是由癫痫造成,还是由抗癫痫药物造成。

癫痫发作本身对孩子认知功能的影响是最主要的因素,因此癫痫诊断确立后控制发作是第一位的,尤其是全面性的发作类型,如全面强直阵挛发作、失神发作、强直发作等。频繁伴有意识障碍的发作导致孩子认知受损,尤其是病程中曾出现惊厥持续状态,应尽快开始正规治疗控制发作,尽早开始规范抗癫痫治疗。癫痫的控制率高,停药后复发率低。

某些癫痫综合征如大田原综合征、L-G 综合征、婴儿痉挛症、Dravet 综合征等,一旦确立诊断多数认知预后不良。而家族性(非家族性)婴儿良性惊厥、伴中央颞区棘波的儿童良性癫痫、良性儿童枕叶癫痫、儿童失神癫痫多数对药物反应良好,认知预后相对较好,应避免过度治疗,并告知家长不必过分担忧。

脑电图出现癫痫异常放电而临床不出现可见的发作被称为临床下癫痫样放电。临床下癫痫样放电对癫痫患儿的认知损害越来越受到关注。如慢波睡眠中持续棘慢波发放（脑电图 ESES 现象）即是在孩子睡眠中的某阶段无任何可见发作的情况下脑电图出现大量持续的棘慢波发放。它通过影响睡眠、记忆破坏学习网络，改变神经突触可塑性等其他尚未明确的机制影响孩子认知、注意力、记忆力、语言及情绪。如及时发现此现象进行针对性治疗可明显改善认知预后，避免成年后遗留认知损伤。伴中央颞区棘波的儿童良性癫痫、L-G 综合征、某些症状性癫痫、孤独症谱系孩子都可能发生此种现象。因此，在这些孩子的治疗中，尤其是一些局灶性"良性"癫痫的儿童，不能因为"良性"预后掉以轻心，应注意认知情绪、行为、语言的变化，及时进行脑电图监测，适时选择夜长程脑电监测以利于及时发现严重的临床下癫痫样放电。另外，发现脑电图 ESES 现象，治疗中应避免应用某些抗癫痫药物，如卡马西平、奥卡西平，以免通过加重 ESES 现象加重认知损害。

癫痫发作时间对认知的影响　癫痫白天发作直接影响多个信息处理系统，包括警觉、短暂的学习、抽象。长时间发作后的认知影响可能存在，但很难发现。夜间发作可能通过破坏睡眠模式影响语言、记忆和警觉功能。

癫痫灶部位对认知的影响　颞叶与认知有关，记忆缺陷在颞叶功能受损中不可避免，这导致阅读困难、单词的再记忆受损。通过脑功能影像技术（如 PET 和 SPECT）的研究发现,左半球的癫痫灶与语言学习、语言记忆和信息处理受损有关;命名障碍在左后脑电图异常多见。右侧半球影响视 - 空间测试、直接注意力、言语交流的调节和言语异常。全面发作中的注意力缺陷和一般下丘脑系统的非特异性影响有关。

环境因素

社会心理因素对癫痫患儿智力也是有影响的。社会心理因素是多方面的,多来自于自身、家庭、学校以及社会。

儿童被诊断为癫痫后,家人的恐惧、紧张、焦虑情绪,周围人对癫痫病的认识误区,患儿自身的耻病感以及发作难以预知的不安全感,都会使癫痫患儿出现不同程度的焦虑抑郁、自我评价低下,影响其自尊心、自信心、社会功能,从而影响其学习能力、认知功能。在癫痫患儿中,父母对孩子个性的影响特别重要。家长普遍担心癫痫对患儿智力的影响,担心患儿发作及抗癫痫药物的不良反应,终日处于紧张、焦虑之中,对患儿的期望值降低和过分保护,使患儿自我意识差,依赖性强,任性,影响孩子个性的形成。

社会对癫痫患儿的歧视以及患儿对疾病本身

的认识不足和恐惧心理,形成了特有的癫痫性格:情绪不稳,多疑,固执,黏滞,思维缓慢,言语单调、刻板,重复或强迫行为。

居家护理提示

早期的干预与治疗,早期的特殊教育,早期的技能训练与癫痫疾病本身的治疗是一样重要的。

受教育的途径是多方面的,父母的个性态度、教育方式、家庭环境、社会环境等因素均会影响儿童的能力发展。某些患儿学习成绩下降或学习困难也可能与家庭的教育观念、方式,儿童的个性、喜好等有关。这就提示我们对这类儿童除给予常规治疗外,同时注意调整家长、孩子的心理,进行有关的健康指导与维护。需要提醒大家的是,癫痫患儿进行正规、规范的治疗,在最佳治疗方案的制定下,正确认识和评价癫痫患儿的神经心理学特征。在积极治疗癫痫疾病本身的同时,结合儿童的年龄特点,早期给予干预,早期进行特殊教育,有针对性的技能训练,积极关注癫痫儿童的认知功能损害,重视消除儿童生长发育中的不良因素,才能提高癫痫患儿的社会生活质量。因此,应重视癫痫相关知识宣教、帮助孩子及家属树立信心并关注癫痫孩子及家属合并心理行为异常的监测,及时发现相关问题早期进行心理干预。

2. 抗癫痫药物

治疗癫痫,往往需要长时间多种药物共同作用,这就致使癫痫患者或多或少会受到这些药物的不良反应作用,从而对患者认知功能产生影响。

抗癫痫药物对患者认知功能产生影响的机制可能与其抑制癫痫发作的机制有关。在抗癫痫发作的同时也降低了神经元正常的兴奋性,同时影响各种离子通道的通透性以及神经递质和第二信使系统的作用,抑制了大脑的部分功能,影响了认知功能。也有用药后,患者的激素水平和叶酸吸收水平被影响,从而导致患者智力发育受挫,影响正常智力水平,使得患者认知功能障碍。

在应用抗癫痫药物时,应尽量考虑多因素影响,制定出适当的治疗方案,尽量减少不良反应的发生。

(1) 传统抗癫痫药物对认知功能的影响

苯妥英钠 苯妥英钠作为较早应用的传统抗癫痫药物,较早地被发现了其对癫痫患者认知功能有损伤的现象。美国儿科协会药物委员会认为苯妥英钠在其血浓度达到高限时能够导致癫痫患儿的操作能力、视空间能力和注意力受损。随后大量的研究发现,长期服用苯妥英钠能够导致癫痫患儿出现学习能力下降、语言能力下降、智力低下、记忆力减退,对注意力、抽象思维、空间知觉能力均有不良影响。这些现象与苯妥英钠可导致血清和红细胞中叶酸水平降低,而叶酸水平的降低能损害神经系统有关。

苯巴比妥　苯巴比妥类药物主要影响认知速度和记忆功能。

卡马西平　卡马西平是部分性发作癫痫的常用药,对智力、警觉性、记忆力的影响不大,而对集中注意力、决断能力、运动协调及情绪方面的影响较大。经检阅大量文献,多数研究人员认为卡马西平对智力无明显损害。

丙戊酸钠　有学者认为,丙戊酸钠对认知功能损害较小,仅在增加心理测验项目时表现认知速度减慢。据美国儿科学会药物委员会所得出的比较结果显示,丙戊酸钠对癫痫患者认知功能的影响要低于其他抗癫痫药物。丙戊酸钠对认知功能的影响同样与其服用时间长短和剂量应用的多少有直接关系。长期大量应用能够使癫痫患者产生轻微的认知功能障碍,其主要对患者感觉辨别能力、注意力、视运动表现、协调运动、短时记忆有轻微影响。

（2）新型抗癫痫药物对认知功能的影响

新型抗癫痫药物中除了托吡酯对癫痫患者有明显的认知功能损害外，其他药物均无明显的认知功能损害作用。相反的，如拉莫三嗪和奥卡西平还具有部分认知功能保护作用。

拉莫三嗪以其广谱抗癫痫，因其改善情绪及认知行为而在抗癫痫药物中深受医务人员青睐。但其对极少数特异体质者可发生上述 Stevens-Johnson 综合征、中毒性表皮溶解症及肝衰竭甚至再障这些严重损害器官功能的不良反应。应用过程中应密切观察监测发现上述相关不良反应的迹象及时处理。

托吡酯对认知功能（注意力、记忆力及语言功能）的影响与剂量相关，一般需极大剂量可影响食欲至体重下降。极少数病人有眼压升高导致急性闭角型青光眼的风险。

规范抗癫痫药物选择与使用

抗癫痫药物对孩子认知功能的影响往往是孩子家长在治疗开始前后最担心的问题，他们往往因为对此认识存在误区而延误或中断规范治疗。

正规抗癫痫治疗中，药物种类的选择原则是根据发作类型及综合征尽量单药治疗，每日用量根据孩子的体重,结合药代动力学决定每日给药次数,对于影响肝酶的药物,依据疗效及稳态血浓度调整药物用量,这样可尽快控制发作同时最大限度减少药物不良反应,而盲目超说明书应用、不正规的多药联合、加量速度过快都会加重包括认知损害在内的药物不良反应。

除上诉选药原则外,对于癫痫儿童,医师会尽量避免选择影响认知发育的药物,如氯硝西泮、苯妥英钠、托吡酯、苯巴比妥等。若临床上必须选择上述药物时,在起始剂量、加量速度、血药浓度、联合用药方面严格遵医嘱可以尽量减少药物对认知的影响。新型抗癫痫药物如拉莫三嗪、左乙拉西坦、奥卡西平对认知无明显不良影响。

癫痫治疗的最终目的是在治疗手段(抗癫痫药物或其他)的不良反应最小的情况下,控制癫痫发作,改善认知功能,提高生活质量,使孩子最大限度地恢复正常学习生活,回归社会。

居家护理及安全提示

癫痫是神经系统的慢性疾病,根据癫痫的发作形式、综合征、病因不同需服药 2 至 5 年,继发癫痫服药时间更长甚至终生服药。因此,癫痫药物对生长发育中儿童的影响应引起足够重视,从治疗开始家长应知晓服药相关的注意事项,定期监测不良反应的重要性。

儿童期的特点是各个系统处于不断生长发育中，年龄越小，肝、肾等脏器功能不成熟，不正规的应用抗癫痫药物易损害脏器功能。尤其是新生儿及小婴儿，肝、肾对药物代谢能力差，易于造成药物在体内蓄积，引起药物不良反应。因此，应按孩子体重给药，根据药代动力学特点确定给药间隔，按时监测血药浓度、肝肾功能。

抗癫痫药物对儿童生长发育及各个器官功能的影响及严重程度因个体差异及不同药物结构特点、代谢途径而有所不同。开始服药后按照医嘱定期监测不良反应及时处理，家长做到有心理准备又不至于过度焦虑。

居家护理及安全提示要点

● 从治疗开始家长就应知晓服药相关的注意事项，定期监测不良反应的重要性。

● 应按孩子体重给药，根据药代动力学特点确定给药间隔，按时监测血药浓度、肝肾功能。

● 开始服药后按照医嘱定期监测不良反应及时处理，家长做到有心理准备又不至于过度焦虑。

抗癫痫药物导致的常见不良反应

1. 困倦嗜睡

几乎所有抗癫痫药物都会引起与剂量相关的困倦嗜睡不良反应。有些孩子可逐渐耐受，并随用药时间延长而症状消失。若严重影响日常生活学习须调整剂量。

2. 器官功能损害

卡马西平、奥卡西平、拉莫三嗪、苯妥英钠等可引发严重器官功能损害，如Stevens-Johnson综合征。该综合征又称口腔-黏膜-皮肤-眼综合征或多形性渗出性红斑症。病因可能与药物过敏、变态反应、病毒感染、恶性肿瘤和胶原血管性疾病有关。该综合征分多形性红斑型及毒性表皮坏死溶解型两种，两者有许多类似的临床症状，如皮肤和黏膜重症多形红斑，常累及手、足背部，亦为本病特征。阿弗他口炎为早期常见的显著症状。可有恶寒、高热、急性呼吸道感染等症状。临床上，眼部常表现为卡他性、化脓性或伪膜性大泡性结膜炎。急性并发症包括角膜炎、角膜穿孔，严重者发生眼内炎；慢性并发症有结膜瘢痕、眼睑内翻、干眼症和睑球粘连等。多形性红斑进一步发展形成毒性表皮坏死溶解,是一种急性致命性的病变。亚洲人可通过检测HLA-B1502基因,阳性者避免应用上述药物。

2岁以下患儿应用丙戊酸钠时,其肝毒性必须重视。起始量大、加药过快及特异体质有严重肝损害的危险,必须密切监测。丙戊酸钠的胃肠反应,恶心呕吐有时使得婴幼儿依从性下降,其引起的震颤有时干扰医师对癫痫孩子发作形式的判断。

3. 血液系统不良反应

卡马西平长期应用还可影响血液系统——中性粒细胞减少,低钠血症。奥卡西平也有相似的潜在不良反应。严重粒细胞减少增加感染风险,严重低钠血症可加重癫痫发作,但上述两药导致严重低钠血症者少见。

4. 女性内分泌影响

丙戊酸钠对女性内分泌的影响(月经失调、闭经、多囊卵巢综合征、肥胖)应受到关注。接近青春期或病情需长期服用者应予以重视。

5. 儿童骨代谢影响

长期应用抗癫痫药物对儿童骨代谢的影响正逐渐被关注,苯巴比妥、苯妥英钠干扰钙、磷及维生素D的代谢,从而阻碍骨的正常矿化。

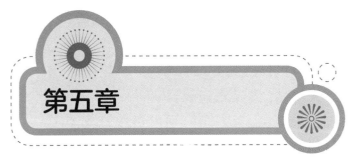

第五章

癫痫儿童疫苗接种护理安全提示

癫痫患儿疫苗接种缺失目前已成为了计划免疫工作中不能再回避的问题。国内相当一部分医生和家长倾向于不给或不建议癫痫儿童接种疫苗，从而导致癫痫患儿普遍接种率偏低，传染病的风险增加。许多家长对接种疫苗存在着错误的认识，认为打疫苗会导致癫痫，会加重癫痫，认为患有癫痫的孩子不能接种疫苗。也有些防疫站、保健站不愿意给癫痫患儿打疫苗。以上这些现象都说明了癫痫本身这一疾病的特殊性，对于癫痫患儿接种疫苗的相关问题没有兼具科学性和权威性的操作指南和操作规范。没有"标准"答案。但是癫痫患儿预防接种需要社会的关注和支持，特别是临床医生、公共卫生人员、媒体等，应提高辨别信息和应对不科学信息干扰的能力,向公众传递正确的声音。

　　通常情况下,癫痫患儿是可以正常接种疫苗的,但应该注意某些特殊情况。某些疫苗,如百白破(尤其是全细胞百白破)和麻腮风(尤其是联合水痘疫苗),均可导致发热,引起热性惊厥;也会导致某些热敏感癫痫发作频率增加。也有病例表明,疫苗接种可能引起抗癫痫药血药浓度的变化,应引起重视。例如流感疫苗接种后引起患儿所服卡马西平血药浓度增加,甚至出现中毒症状。

　　目前尚未有报道证明癫痫患儿接种疫苗更容易出现神经系统并发症。若无其他禁忌证,发作控制稳定(3~6 个月无发作)的癫痫患儿建议正常接种疫苗。7 岁以上,若癫痫未能控制,不应再补种百日咳疫苗。癫痫患儿在第一次接种后 3 天内出现抽搐,不应再进行同一疫苗的加强接种;若第一次接种后 7 天内出现脑病表现,也不应再进行第二次接种;若患儿发作频繁或有原因不明逐渐进展的脑病时,应暂缓接种。同时,家长需仔细了解疫苗的说明书中所标注的禁忌证,对于有"神经系统疾病"或"癫痫"等相关禁忌证的疫苗,家长要被告知。患儿有免疫缺陷病,应禁用减毒疫苗。

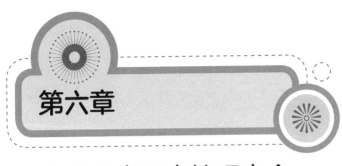

第六章

癫痫儿童居家护理安全——人员

癫痫孩子不是一个独立存在的个体,需要与外界接触。对于病情允许、发作控制好的适龄儿童可以正常上学。癫痫孩子以及相关人员也要做好癫痫相关知识的普及,以便在孩子出现危险时能自助,相关人员能给予帮助或指导。

癫 痫 儿 童

1. 活动与休息

居家生活注意休息,保证充足睡眠,以睡醒后精神好为宜。

进行适当的体育锻炼,以孩子能耐受为宜,增加身体机能的康复,不要过于疲劳。孩子的日常活动以温和、无刺激、不会产生安全意外的运动为宜,如画画、慢走或散步。不要进行剧烈的体育活动或游戏,如游泳、长跑、爬高、玩过山车等。

不要长时间看电视、电脑。每次看电视、电脑的时间最好控制在 1 小时之内,避免电视或电脑的内容是刺激、快速的,以防诱发癫痫发作。

2. 安全饮食

饮食应均衡,如每餐应有肉类和蔬菜、主食搭配,不要吃得过饱。

进食时宜小口少量,细嚼慢咽,咽下后再进食第二口,防止突然发作时引起误吸。

不要吃带壳、豆类食物,如青豆、瓜子、花生、杏仁、小糖豆等小而硬的食物等,勿嚼口香糖、果冻等零食,避免发作时,误吸进入气道,出现生命危险。

不要饮酒,喝咖啡、可乐等含咖啡因的饮料,从而使孩子兴奋易诱发发作,进食、水时宜安静,勿让孩子跑、笑及玩耍,防止误吸。

3. 安全用药

每天按时吃药,不要漏药、自己减药或悄悄不吃药。

定期和家长到医院复查,了解药物在血液中的浓度,肝、肾功能,血常规等。请医生调药,有问题可向医生、护士咨询。

吃药后可以自己观察服药的效果,比如发作次数有没有减少,时间有没有变短,同时看看有没有不舒服的情况。如果出现皮肤瘙痒,比原来爱睡觉了等情况,应及时告送家长。如果自己感到身体不舒服,如发热、拉肚子等,也应告诉家人,及时到医院查看。

看病时,应告诉医生你患有癫痫,正在服药,从而避免医生使用的药物和抗癫痫药物发生不良反应,出现严重后果。

4. 安全居家

尽量穿宽松、舒适的纯棉衣物。脖子上不要佩戴饰品,以防发作时饰物勒紧脖子而引起呼吸困难。

如果发作时会有突然倒地或摔倒情况,孩子外出时需要家长陪同,并同时佩戴头盔或防护垫。

如果发作比较频繁、难以控制住,孩子自己不要去倒热水、搬重物,年长的孩子也不要自己做饭,以免突然发作引起烫伤、砸伤等意外伤害。

5. 正确处理癫痫发作

很多时候发作都是突如其来的,让你无法预知,也让你感到害怕。每次发作后,可以告诉父母你的感受,或者自己写下来,这样我们就能很好地帮助你。也有很多时候,发作可能会有先兆,比如说你会感觉肢体发麻、头晕、看见闪光等,这时,你就要停止现在的活动,找个墙角、树干下或平地坐下,将发作时的意外降到最低。

6. 情绪调护

做一个乐观自信的癫痫儿童。

癫痫只是一种慢性神经系统疾病,并不可怕,需要长期服药治疗,就像许多大人得了糖尿病、心脏病等一样,都需要长期或终身服药。而且癫痫只要按时服用医生开的药物且完全控制好病情,一般3~5年后可考虑逐渐减药,减药也需要1~2年的时间。

保持良好的情绪,有一颗平常心,学习、游戏时不要和同学争、比，只要朝着自己的方向或目标努力就好。可以把你的情况告诉老师，让学校老师更好地安排你的学习。也可以告诉你的好朋友，好朋友可以在你需要的时候帮助你。

笔者就遇到过一些青春期住校的孩子，因癫痫是慢性病，需要长期吃药，有时会突然地发作，总觉得自己与其他同学有差别，担心别人嘲笑自己、看不起自己，怕同学和老师疏远自己，每日都背着老师和同学偷偷地服药，吃药不能按时、按量，所以，在学习压力紧张的情况下，导致发作不能控制，既耽误学业又加重病情，导致双重损失。

家　长

1. 癫痫发作，冷静应对

当孩子癫痫发作时，父母不能过于紧张，应保持头脑冷静，减少对孩子的刺激。切记！不要将孩子抱起大声呼唤或摇晃孩子。

第一步：将孩子放在床上，或平地上。

在孩子全身发硬时，家长不要用力向前弯曲孩子的身体，也不要把孩子搂在怀里或给孩子拍后背。如果是在室外或不好搬动孩子的身体,就暂时让孩子躺在地上。家长可以用身上的外衣、毯子、围巾等衣物垫在孩子的头下面,以免抽搐时头与地面磨碰而引起损伤。

第二步:患儿侧卧,保持口低位,及时清理口腔异物。

将孩子翻身,使身体侧卧,让口鼻处于低的位置,防止口腔内的分泌物被吸入气管,要解开孩子的衣扣和裤带。如果脖子上有饰品,把饰品解开,以免造成窒息或阻碍呼吸。口腔有分泌物、食物,要及时清除干净。

综上紧急处理后,如果孩子发作时间过长,应将孩子送到医院做进一步治疗。

2. 各型癫痫,沉着处理

发作时,不按压人中 癫痫发作是突发突止的,所以家长不用按压人中。笔者就遇到过许多家长,在孩子发作时按压人中,由于手法过于用力导致人中处皮肤破损,也不能控制住孩子的发作。

有舌咬伤史的患儿发作时,忌将手指伸入口腔 对于有舌咬伤史的孩子,应立即将衣角或毛巾或手边能抓到的任何柔软不尖锐没有棱角的东西,从孩子口腔一侧塞进去。切忌将自己的手指放进去！如果来不及在上下牙之间塞进物品，就不要硬塞，以免引起孩子牙齿的脱落。

失神发作或失张力发作或肌阵挛等发作时，注意安全 若孩子为失神发作或失张力发作或肌阵挛等发作时，应将孩子安置在安全环境内，保证孩子不发生跌倒等安全意外。视孩子具体情况，如发作时间长、程度重，应将孩子送至医院进行进一步治疗。

严重肌阵挛性癫痫患儿，注意合理退热 如果您的孩子诊断为 Dravet（又称为婴儿严重肌阵挛性癫痫），家长需要知道您孩子在发热到多少度时就会发作，那么下次要在升到这个体温之前就给予退热药。比如说您的孩子体温到 37.5℃就会发作，那么下次有发热体温超过 37.0℃接近 37.5℃就要给退热药。一般正常孩子如果体温超过 38.5℃会给予退热药，有过惊厥史的孩子体温超过 38.0℃就给予退热药。

确保让孩子远离热源，如火、炉子、暖气等。洗澡时水温不宜过热，不宜超过 37℃。

家长要知道自己孩子发作形式，及发作会引起的安全意外，并在发作时做好安全防护。癫痫发作频繁的孩子，应该有人陪伴在孩子身边，避免因癫痫发作引起意外发生。孩子外出时，随便携带注明姓名、地址、诊断的卡片,以便急救时参考。

3. 做好癫痫日记

家长应做好癫痫日记,记录服用药物的名称、服用时间、服用剂量、发作时间、当时的特殊情况及服药后是否出现不良反应等,以便复诊时使用。

4. 避免误食误吸

婴幼儿床上避免放置过多的毛绒玩具、小毛巾、衣服等,避免在癫痫发作时会导致孩子呼吸不畅通。

不给 3 岁以内的患儿玩体积小、锐利的玩具及物品,如小珠子、棋子,以免发生误食。

不给患儿吃果冻以及带壳、豆类食物,如青豆、瓜子、花生、杏仁、小糖豆等小而硬的零食以免发作时引起误吸。

5. 确保正确、规律用药

督促、协助孩子遵医嘱定时、定量、规律服药,剂量要准确。水剂药应用注射器抽取;片剂换算好剂量,将片剂切分成医生开具的药量。注意缓释剂不能切小于 1/2 片。不擅自停药或不规则服药或调药。

如果父母外出打工,把吃药的任务留给老人,一定要把药物分好,可以购买分药盒,将每日或每顿的药放在药盒的格子里。也可以采取颜色区分法,如将早晨的药用一个颜色的盒子装,晚上的药用另一个颜色的盒子装。妥善交代给老人再外出。

如孩子因病情需要服用感冒药及抗生素等药物,应在医生指导下,参考药物说明书安全用药。

6. 加强孩子营养,增强免疫力

让孩子多饮水,多吃水果、酸奶、香蕉等,有助于保持大便通畅,防止便秘。据笔者护理经验,许多小孩当有积食、便秘时,一旦受凉,会有上呼吸道感染、发烧等症状。感染会诱发加重癫痫发作,甚至会引起癫痫持续状态。

7. 生酮饮食治疗家长必知

接受生酮饮食治疗的孩子,要注意,吃生酮饮食的同时要继续遵医嘱按时、定量服用抗癫痫药。

监测生酮饮食期间孩子体重、血糖、尿酮、血酮等,并做好记录。记录孩子生酮饮食治疗前后的身高、体重的变化。

记录生酮饮食吃的量、种类以及孩子的喜好。

注意防止孩子偷吃甜食或多吃别人赠给的甜食,家长勿给孩子使用含糖高的牙膏、护肤品、防晒品,以免经皮肤吸收而影响治疗效果。

8. 合理安排孩子的生活与学习

癫痫儿童是可以上学的,学习、思考、背诵记忆等学习活动不会诱发癫痫发作。学习期间生活要有规律,保证孩子充足的睡眠时间,避免情绪波动、受寒、感染等。冬、春季为流感高发季节,外出时给孩子佩戴口罩。

如果孩子的癫痫发作特别频繁,用药控制不稳定,建议家长暂时不要让孩子上学,暂时休学。有的孩子癫痫发作时会有精神方面的改变,可能会出现伤害别人的行为或破坏性动作。

用药控制不理想时,如果孩子智力低下,无法参加普通学校的学习,您可以带孩子去一些特殊的学校。

9. 鼓励孩子适当参加体育运动

婴幼儿、学龄前的孩子可以参加各种游戏、拍球等活动,学龄期、青春期的孩子可以参加体操、跳绳、乒乓球、篮球、排球、慢跑、散步等体育活动,增强身体机能。由于足球会有一些头顶球的动作，可适当避免。

假如癫痫发作没有控制，有一些活动或运动不要参加，如攀高、荡秋千、骑自行车等。游乐园的"过山车""旋转飞碟""蹦极"等过度兴奋、刺激的游戏项目不适合癫痫孩子，有可能会诱发癫痫发作。万一在玩的过程中出现癫痫发作，机器又不能停止，那将十分危险，对孩子十分不利。如果孩子有这样的想法，要及时劝阻，并告知孩子可以选择的体育或游戏活动，同时避免孩子自己偷偷地去而引起安全意外。

学龄前患儿看手机、电脑宜在 1 小时之内，学龄期患儿看手机、电脑宜在 2 小时之内，内容不宜是快速的、刺激的、闪烁的。

10. 引导患儿正视疾病

学龄儿童，家长应鼓励孩子正视疾病，告知孩子愈后也能同正常人一样学习、工作。家长应教导孩子如何与同龄伙伴相处，与同龄伙伴相处时，应友好、平和、不暴躁等。

无论是孩子的学习还是家庭条件，家长之间不要攀比，以免给孩子过多压力，如总向孩子倾诉治疗疾病所付出的金钱、时间，孩子生病后智力及体力不如其他正常孩子等,会给孩子在心理上造成创伤。

11. 调整情绪,协调居家环境

家长们也应解除自己的精神负担,不要担心被周围人得知孩子疾病会遭受歧视而隐瞒病情,要正视疾病,建立能够战胜疾病的信心及与疾病长久斗争的决心。告知孩子周围人,如老师、家中其他成员等疾病特点及急救方法,保证孩子突然发作时能得到及时正确的救助。家庭其他成员也要引起重视,在跟孩子及家长交流的过程中,笔者经常发现家庭成员中每个人的想法不一样,这就会导致孩子的治疗不统一。

笔者就遇见过因为给患儿吃抗癫痫药,孩子爸爸及爷爷不了解疾病的严重程度,不愿意给孩子吃药,导致家庭关系不融洽。孩子妈妈及奶奶不能及时有效地给孩子吃药,病情没有得到及时地控制,从而使孩子受到了影响。也有的家长出院后把孩子交给老人,外出打工,没有跟家中老人说明患儿癫痫的疾病特点、用药方式,导致孩子的抗癫痫药不能按时、按量服用,所以发作不能被很好地控制。

12. 选择正规医院,专科治疗

家长带孩子看病要相信正规医院医生、护士及诊疗水平。不要轻信流言。不要相信未查证真实性的治疗方法,如"特效药"等骗人把戏,从而至使人财两空,应在专科医师的指导下进行治疗。

13. 合理安排舒适旅行

如果您打算带孩子旅游,尤其是长时间的旅游,一定要听取医生建议。因,外出旅游可能会去了不同地区,就有可能改变孩子平时服药时间和睡眠规律。孩子病情平稳,得到医生的合理建议,出发前您需要提前做好准备和行程安排,熟悉当地的气候、生活条件、就医情况等,以防在旅行中有紧急情况能到附近的医院就医。

可以将孩子病情、治疗情况、用药信息等内容随身携带,在旅行期间有需要时可以出示。

出发前带好足够的抗癫痫药物供整个假期服用,并留些备用。

学会紧急处理癫痫发作的急救方法。

因外出旅游孩子一般都会很兴奋,旅行前一定让孩子好好休息,行程中的周折、辗转会使人很疲劳,需要多休息。行程安排以舒适为宜,尽量使孩子保持平时的饮食和睡眠时间等生活状态,减少旅途紧张和疲劳。因疲劳、睡眠不足会诱发癫痫的发作。

14. 关于择校建议

有的孩子住校时被安排在上铺,发作时坠床而导致了摔伤。在这里建议家长不要给孩子报考一些需要住校的学校。孩子毕竟不是成年人,心智不成熟,遇到问题不能很好地自己排解,需要家长的开导,所以,选择走读方式也方便家长掌握孩子的病情变化。

家庭其他成员

癫痫儿童的护理参与者不应仅仅依赖护士、父母,还应当包括所有与孩子生活密切相关的人,比如兄弟姐妹,爷爷奶奶等。

孩子回到家,所有人应该努力为孩子营造一个轻松、平等的家庭环境,尽量不要给孩子制造压力。要知道,身心的愉悦、放松也是可以减少癫痫发作的。孩子是可以有正常的家庭活动,不应该时刻提醒其患有癫痫。其次,家庭成员要尽量了解、熟悉孩子癫痫发作规律,尤其是有发作先兆的,及时发现征兆以避免跌倒、坠床等安全意外的发生。

1. 兄弟姐妹的爱护

稍微大一点的兄弟姐妹,在平日的生活中可以充当父母的小帮手,在孩子发作时,懂得一些应急措施,然后立即通知家长。对于小一些的孩子,发现孩子发作了,就立即呼喊家长。

2. 爷爷奶奶的监督

爷爷奶奶应该起到监督作用,也就是当孩子父母不在时,应该监督或亲力亲为地帮助孩子按时按量服药。可以设置闹钟,每日定时提醒自己给孙子或孙女吃药,并记录孩子发作情况。孩子发作时若描述不清楚,可以用手机或摄像机把孩子的发作情况录下来,以便孩子就医时能提供一个准确的病史。

3. 邻居的关爱

不嘲笑、不歧视孩子,为孩子有一个健康的心理和顺利的疾病转归做出努力。当您发现孩子出现异样时,请及时通知孩子家长。

当家庭成员自己出现咳嗽,流涕,或体温升高时,应立即就医,并远离癫痫孩子,以防互相传染。当兄弟姐妹们在一起玩耍时,要控制时间,不应过长,更不要使孩子过度兴奋。

老　师

1. 面对癫痫学生护理必备

接纳癫痫学生的自我心理建设　老师要从心理上准备好迎接癫痫学生的入学,不要抗拒、害怕甚至躲避。癫痫学生不仅可以上学学习,同样也可以参加学校组织的活动,如春游、夏令营、课外活动等。老师对待能上学的癫痫学生,应该像对待正常孩子一样,要求他们遵守纪律、参加考试等,不要让癫痫学生感到自己很特殊,这样会使孩子产生自卑等心理问题。

与癫痫学生家长密切沟通　癫痫学生来学校,老师应向家长询问孩子的病情,主要包括治疗、服药情况及需要特别注意事项。与家长沟通后,可以把相应药品留在老师身边当作备用,以防学生漏服,药品遗失,可以马上补服。应与家长沟通好,一旦孩子出现癫痫发作,如何快速与家长联系。跟家长进一步沟通接受生酮饮食的孩子应如何吃饭等。

与校医务室报备,确保突发情况的妥善处理 向学校医务室报备自己班上学生的病情,提前准备相应急救的药品及医疗设备。向专业医务人员咨询如果出现癫痫发作,应如何有效及时地进行简单急救及处理。

关爱癫痫学生,督促规范服药 老师要多与癫痫学生交流,关心癫痫学生,让他们爱上学,并且明白如果在学校里发作了,老师会帮助他们,而不是嘲笑、劝退。老师要了解学生服药规律,可以有效督促服药,让癫痫学生觉得自己按时吃药也是老师要求的一部分,当成一个"任务"来完成,从而避免在校癫痫学生因无人监管而漏药或拒服药。

老师要多注意观察癫痫学生的精神、行为表现,如果频繁发作,精神情绪、行为异常,应及时跟家长联系,可暂时回家休养。

2. 与班级同学一起迎接癫痫学生

正确认识癫痫,友爱接纳癫痫同学 对其他学生宣教癫痫这种病并不可怕,就跟大家患感冒、发烧一样坚持服药是可以控制的,只是这种病的表现形式跟发烧、感冒不太一样。请大家不要恐慌、害怕,更不能疏远、躲避患癫痫的同学,甚至讽刺、歧视。鼓励大家对待得病的同学要热情帮助,鼓励大家一起愉快地学习、成长。

指导学生遇见癫痫学生发作,及时告知 老师可以找与癫痫学生要好的同学参与进来,如有异常情况及时向老师报告,必要时可以先通知校医。

3. 与任课老师共同关爱癫痫学生

告知该同学的病情,进行适当关注,如遇突发状况不要恐慌。教会任课老师相应急救措施,及时有效地进行急救及处理。不要在公共场所谈论学生的病情,对学生的隐私进行保护。对癫痫学生的病情要客观的评价。

同　　学

如果你的班上有患癫痫的同学,希望不要因为他不能像你们一样,自由奔跑在操场上而孤立他;不要因为他回答不出问题而嘲笑他;不要因为他可能有一个陪读的家长在教室外而歧视他。

希望能用你们的善良和纯真接纳他,并让他融入你们的快乐。在他出现异常时能及时通知老师,不要围观和议论。

当然，如果你们还能做得更多，请记得：

如果你的同学突然倒地抽搐了，不要搬动他，不要按压他的肢体，你可以将外套垫在他的头下。你可以叫他的名字，判断他是否有意识。如果发现他嘴里有分泌物，将他的头偏向一侧。如果发现他咬舌，千万不要将自己的手指塞到他的嘴里。

亲爱的同学们，也许你的小小举动，就会帮助你的同学渡过一次危险。

第七章

癫痫儿童居家护理安全——居家环境

笔者将从居家的硬件环境（环境设施）和软件环境（家庭人文环境）两大方面来介绍，如何让癫痫儿童在安全的居家环境中生活。

环 境 设 施

孩子的天性就是贪玩、对新鲜事物好奇，他们在家玩耍的时候可能会喜欢到处乱跑，摸摸这个，碰碰那个，但并不是每件家庭器具都适合孩子玩的，所以家长们要做好监护的重任，不要让孩子触碰危险物品，以免受到伤害。

笔者就见过一位 6 岁的孩子因服用苯妥英钠

过量导致药物中毒入院,询问家长后,得知孩子在家经常将自己吃的药倒出来玩,有时候几种药放在一起玩,再装回去。孩子并没有分辨哪种药物应装在哪个药瓶的能力,所以相似的药物装错,错把苯妥英钠也当作其他的药服用,这样每顿苯妥英钠的剂量增大,服用几日后就导致了患儿的药物中毒。

笔者还见过一位 2 岁男孩在自家院子里玩耍,误服了家长投放的老鼠药,导致孩子中毒。

所以,平时吃的药,要放在孩子不能随意拿取的地方,更不能将药品当做玩具给孩子。

家长们尤其要注意电源插座,最好用防护套盖上,这样孩子便不会触碰得到里面,又或者是把插座装在孩子够不着的地方,这样便可以避免让孩子受到伤害了。

1. 家具的日常维护及选购建议——防磕伤

孩子们在家玩耍的时候免不了会碰到桌角、椅角,导致孩子被磕破皮,或是受伤,尤其是患儿发作时,不慎磕碰到尖锐的棱角上,后果不堪设想。因此,父母们要把桌椅的角、暖气片用布或者是海绵包起来,或者是装上保护套,这样便可以保证孩子不会受到伤害,至少不会被磕破。居室内尽量减少家具的数量,扩大孩子的活动空间。如果您再次购买家具,其边角最好为圆形,以防患儿磕碰受伤。

2. 室内地面的处理——防摔伤

室内地面保持清洁干燥,如有水渍应立即擦干,防跌倒。如果家中是比较坚硬的地,比如瓷砖或水泥地,孩子发作倒地时会受伤。可以在地面上铺一些防滑垫或地毯或者是类似于幼儿园、室内游乐场所铺的地垫,能有效减少孩子在跌倒时的伤害。

3. 浴室洗护注意——防溺水及滑伤

如果您的家里有浴缸,要避免孩子爬进浴缸,小朋友可能会觉得在浴缸里玩非常有趣,但是没有大人在一边扶着的时候,他们自己爬进去会摔着,甚至是磕到牙齿,所以,尽量把卫生间的门关上,不要让孩子进去玩。洗澡的时候一定要拉稳孩子,不要让他们独自在浴缸里玩耍,更要注意排水塞,千万不要使得排水塞脱落,否则排水的吸力很可能会让孩子溺水。

建议给孩子洗淋浴。因为洗澡水会被及时排泄掉,减少在洗浴过程中因癫痫发作发生溺水风险。浴室内可以准备个小凳,让孩子坐在凳子上洗澡,可以降低癫痫发作时跌落的损伤程度。洗漱用品放置在塑料的容器内,浴室内地砖应防滑或选用防滑地垫。

4. 床的选择和安装——防摔伤

家里的床面不宜太高,方便孩子上下。在床的两侧地面可铺上地毯或地垫,也能降低因癫痫发作时坠床造成的伤害,孩子睡觉时尽量不要在床边,有条件的家庭可以在床的四周安装护栏。

5. 复式楼房,建议住下层

如果家里的房子结构是复式,请让孩子住在楼下,避免在上下楼梯时因癫痫发作而发生坠落。住楼房的家长勿让孩子独自行走楼梯,以免发生坠落等意外。

让患儿远离热水、热汤等热源,防烫伤,远离火源,防烧伤。患儿应远离河边、沟渠、坑等地方,以防孩子不慎坠落。癫痫患儿不建议游泳,以防游泳时因发作而引起溺水。癫痫患儿不建议登高、爬高,以防突然发作而引起跌伤。

家庭人文环境

　　家庭是儿童接触社会的第一场所，是影响儿童心理及行为的重要因素之一。对于儿童来说，父母是他们的主要照顾者，家庭环境及父母的情绪，对患儿的影响非常明显，甚至要大于疾病本身。

　　笔者在儿童神经科的护理工作中，感受到大多数癫痫患儿的父母因为子女患病而心生内疚感。由于孩子癫痫发作的不可预测性而承受的心理压力，长期服用抗癫痫药物的经济压力和对抗癫痫药物不良反应、病情控制的担心，以及公众对癫痫患儿的歧视等，导致患儿父母或家庭成员长期处于焦虑、抑郁或情绪不稳定的状态中，相互体谅减少，容易出现矛盾和冲突。

　　不良的家庭环境使家庭成员缺乏有效的情感表达，从而影响其躯体反应，可能导致孩子心因性非癫痫性发作的发生。

癫痫儿童居家护理备要

何为心因性非癫痫性发作?

心因性非癫痫性发作(PNES),也称假性癫痫。与心理功能障碍有关,临床表现多变,是癔症的一种表现形式,亦称非癫痫的心因性发作、心因性发作、癔症性抽搐发作、癔病性癫痫等,常被误诊为难治性癫痫而接受不必要的抗惊厥治疗。一般预后良好且不需特殊药物治疗。患儿表现为发作性的行为改变,但没有相关的电生理学和临床证据,发病机理不是脑内异常放电所致,而是由精神因素(如生活事件、内心冲突、暗示或自我暗示)作用于患儿个体而引起的精神障碍。如患儿易形成情绪不稳、抑郁、对躯体不适的体验强烈、自我为中心的个性特征,并可因外界或自身的暗示而转化为各种躯体化症状释放出来。

据报道认为,家庭缺乏内聚力以及由此造成患儿缺少家庭支持是PNES的诱发因素。PNES患儿往往缺乏自我意识,而缺乏自我意识的儿童更易受到家庭环境的影响。心因性非癫痫性发作儿童存在不良的自我意识、家庭环境及父母养育方式,我们应重视这方面的问题。

所以说,家庭成员应加强情感交流,减少家庭矛盾和冲突,尽量为癫痫患儿创造一个轻松、和谐的生活、学习环境。多与孩子交流,让孩子表达自己内心的感受。家长应摆正心态,让孩子与外界正常接触,培养孩子的兴趣,培养孩子健全的人格,使孩子安全感增强,有利于其心理发展。

癫痫发作的突发性、反复性和不可预知性,及对癫痫患儿可能造成的认知功能损害和心理负担(耻病感),而长期照顾患儿、社会歧视等因素同样也给其家人带来沉重的经济负担和巨大的心理压力。与其他疾病相比,癫痫对患儿及其家庭的生活质量产生更为强烈的影响。笔者在工作中经常会听到家长讲,带孩子外出,邻居、路人会对孩子指指点点;孩子去上学,同班的家长会因为班上有癫痫患儿而让老师劝退癫痫患儿。

有些家庭,因患儿的病情而感到愧疚,从而溺爱孩子,失去了正常的教养方式,对孩子放任,使得孩子不能很好地适应学校、社会等场所。也有些家长是觉得孩子患有癫痫无法见人,不让孩子上学、不带孩子外出、不与亲戚朋友接触,使得孩子长期局限在自己的家庭环境中,也使得孩子不能同其他人员进行正常地交往,慢慢的孩子也不愿意与他人交往,最终使得孩子的社会适应能力明显下降。

什么是社会适应能力？

社会适应能力,亦称适应行为,是指个人独立处理日常生活与承担社会责任达到其年龄和所处社会文化所期望的程度。即指人适应外界环境的能力,其与智力水平、家庭教育方式、父母态度、生活环境、身体健康状况等因素有关。

不同国家、不同文化背景均存在对癫痫基本知识认识不足的问题,包括患儿自身、家属、社会一般人群等,分别导致患儿及家长的依从性不佳、家庭生活满意度下降、社会对癫痫患者的歧视及癫痫患者的社交、上学情况较差等。患儿及家属以外的社会一般人群对癫痫的认识不足,认为癫痫患者的精神是不正常的、是有缺陷的。即使在癫痫已被证实是一种神经系统疾病后,对癫痫患者的误解和歧视仍普遍存在,这对患者的心理情绪方面影响很大。癫痫患者由于抑郁、羞耻感等导致其社会孤立性,这使他们的社会交往减少。

患儿在学习、交往、生活中常常受到排斥和嘲笑,使孩子的自尊心受到伤害。长期处于这种环境易造成自卑、抑郁、被动、孤僻及退缩等行为特征,从而降低了他们社会交往的数量和质量,如生活自理、劳动、购物及语言发展等能力相对较差,同时缺乏社会责任感,把自己从社会中孤立出来,对生活缺乏应有的激情。

笔者就遇到过一个 10 岁男孩,得病初期阳光、活泼、积极向上,确诊为癫痫后服用丙戊酸钠(德巴金)。由于疾病本身或长期服药可使患儿的记忆力、思维能力、注意力有所下降,造成不同程度的学习困难。学习成绩下降、在校时有癫痫发作以及需长期服药,使患儿受到歧视,成就感和自尊心均受到伤害,孩子感到自卑、羞耻、受到排斥。慢慢地,小男孩不愿与人交流,甚至自己偷偷停药。由于孩子住校,自己心里的情绪等得不到及时排解,1 年后住院复查时,其精神状态判若两人,经常叹气,脸上很少有笑容,紧锁眉头,对自己的病更是比父母还要担心,觉得学习和生活都没意思,有时甚至有不想活下去的念头。

提示:

家庭对于孩子来说是温暖的港湾。父母的情绪及教养方式对孩子的心理发育有着极其重要的影响。父母的情感温暖、理解是子女心理正常发育的重要条件。

对孩子惩罚严厉可致其产生不安全、忧虑、退缩、怀疑、冲动情绪和蛮横行为等。过分保护、溺爱,容易限制其适应社会的机会,得不到成长中应有的锻炼,助长了子女对父母的依恋和对陌生环境的不适应。当面对和处理生活中一些常见问题时,容易紧张和焦虑。

父母应采用积极的教养方式,给子女一个情感温暖、理解的环境。家是儿童接受教育的场所,父母则是儿童的第一任老师。家庭环境及父母教养方式对儿童的健康成长起着极其重要的作用。因此,对患儿进行药物治疗控制发作的同时,应向患儿及其家长进行必要的心理治疗,消除顾虑,培养患儿自强、自立的精神,鼓励患儿及家长参加有益的社会活动,给患儿一个良好的生活及学习环境,充分发挥他们的主观能动性,扩大与人交往的范围,克服消极不良的心理及行为习惯,用健康的心理及思维去适应社会,避免异常行为的发生,提高社会适应性,从而提高生活质量。

参考文献

［1］左启华,主编.小儿神经系统疾病(第2版)［M］.北京：
　　人民卫生出版社,2002.

［2］楼建华,主编.儿科护理［M］.北京：人民卫生出版社,
　　2012.

［3］余红平,刘筱娴.儿童行为问题［J］.国外医学·社会
　　医学分册,2000,17(2):61-65.

［4］David AS,Sara ER,Robert CP. The behavior and
　　emotional correlates of epilepsy in adolescence：a 7-year
　　follow-up study［J］.Epilepsy & Behavior,2002,3(4):
　　358-367.

［5］Moore PM,Baker GA,McDade G,et al. Epilepsy,
　　pseudoseizures and perceived family charactoristics；a
　　controlled study［J］. Epilepsy Res,1994,18(1):75-83.

［6］Zenter MR. Temprament psychological development
　　and psychopathology correlations explanatory models

and forms of intervention [J]. ZKlin Psychopathol Psychither, 1993.41 (1):43-68.

[7] Epilepticus in Developing Rats: A Long-Term Behavioral and Electrophysiological Study [J].Epilepsia, 2000,41 (06):57-63.

[8] Suurmeijer TPBM, Reuvekamp MF, Aldenkamp BP, et al. Quality of life in epilepsy: multidimensional profile and underlying latent dimensions [J].J Epilepsy, 1998,11: 84-97.

[9] Devinsky O, Tarulli A. Progress cognitive and behavioral changes in epilepsy [A]. Devinsky O, Westbrook LE.eds. Epilepsy and Developmental Disabilities [M]. Boston: Butterworth2Heinemann, 2001.1332149.

[10] 刘昌永, 刘协和, 何慕陶等. 内科讲座 - 精神疾病 [M]. 第 10 卷 . 北京: 人民卫生出版社 .1983:131.

[11] HAWLEY C A. Behaviour and school performance after brain injury [J]. Brain Inj, 2004 ,18 (7):6452459.

[12] Eisenberg N, Fabes RA, Carlo G, Karbon M. Emotional responsivity to others:behavioral Correlates and socialization antecedents [J].New Dir Child Dew.1992 Spring (55):57-73.

[13] 刘永红, 王莲, 李小宁, 黄远桂. 癫痫的诊治与人文思想 [J]. 医学与哲学 . 2009, 30 (02):74-80.

[14] Mula M, Trimble MR, Antiepileptic drug-induced cognitive adverse effects:potential mechanisms and contributing factors [J]. CNS Drugs, 2009. 23 (2): 121-137.

［15］Meador KJ, Cognitive and memory effects of the new antiepileptic drugs［J］. Epilepsy Res, 2006.68(1):63-67.

［16］Radecki L, et al, Trends in the use of standardized tools for developmental screening in early childhood:2002-2009［J］.Pediatrics, 2011.128(1):14-19.

［17］中国防治认知功能障碍专家共识专家组,中国防治认知功能障碍专家共识[J].中华内科杂志,2006(02):171-173.

［18］卢濬,皮亚杰的认知发展阶段学说[J].心理科学通讯,1985(03):9-15.

［19］Battaglia D, et al, Epileptic disorders with onset in the first year of life:neurological and cognitive outcome［J］. Eur J Paediatr Neurol, 1999.3(3):95-103.

［20］Trivisano M, et al, Myoclonic astatic epilepsy:ail age-dependent epileptic syndrome with favorable seizure outcome but variable cognitive evolution［J］. Epilepsy Res, 2011.97(1-2):133-141.

［21］Vendrame M, et al, Longer duration of epilepsy and earlier age at epilepsy onset correlate with impaired cognitive development in infancy［J］. Epilepsy Behav, 2009.1 6(3):431-435.

［22］VininG EP. Cognitive dysfunction associated with auri epileptie drug therapy[J]. Epilepsia, 1987, 28 Suppl 2:S18-S22.

［23］王延平,熊希民,陆雪芬,等. 苯妥英钠、丙戊酸钠、卡马西平对癫痫患者智力的影响[J]. 广州医学院学报,1997, 25(1):11-15.

[24] Gallassi R, Morreale A, Di Sarro R, et al. CoGnitive effects of antiepileptic druG discontinuation [J]. Epilepsia, 1992, 33 (Suppl 6): S41-S44.

[25] Donati F, Gobbi G, Campistol J, et al. The coGnitive effects of oxcarbazepine versus carbamazepine or valproate in newly diaGnosed children with partial seizures [J]. Seizure, 2007, 16 (8): 670-679.

[26] Pelrukhin AS, Mukhin Klu. Depakene (sodium valproate)in the treatment of epilepsy in children and adolescents: efficiency and safety [J]. Zh Nevorl Psikhiatr Im S S Korsakova, 2001, 101 (6): 20-27.

[27] Aman MG, Werry JS, Paxton JW, et al. Effect of sodium valproate on psychomotor performance in children as a function of dose, fluctuations in concentration, and diagnosis [J]. Epilepsia, 1987, 28 (2): 115-124.

[28] Aldenkamp AP, Arends J, Bootsma HP, et al. Randomized double-blind parallel-Group study comparing cognitive effects of a low-dose lamotrigine with valproate and placebo in healthy volunteers [J]. Epilepsia, 2002, 43 (1): 19-26.

[29] Gillham R, Kane K, Bryantomstock L, et al. A double-lind comparison of lamotrigine and carbamazepine in newly diagnosed epilepsy with health-related quality of life as an outcome measure [J]. Seizure, 2000, 9 (6): 375-379.

[30] Flesch G. Overview of the clinical pharmaco kinetics of oxcarbazepine [J]. Clin DruG Invest, 2004, 24 (4): 185-203.

[31] Curran HV, Java R. Memory and psychomotor effects of

oxcarbazepine in healthy human volunteers［J］.Eur J
Clin Pharmacol,1993,44(4):529-533.

［32］Sabers A,Moller A, Dam M, et al. Cognitive function
and anticonvulsant therapy effect of monotherapy in
epilepsy［J］. Acta Neurol Scand,1995, 92(1):19-27.

［33］秦炯.癫痫与疫苗接种.第十四届全国小儿神经学
术会议暨北大国际小儿神经论坛,2011.